Hurra – wir sind für euch da!

Hurra – wir sind für euch da!

Angelika Zegelin, Uwe Kappel

Angelika Zegelin
Uwe Kappel

Hurra – wir sind für euch da!

Von Heldinnen und Helden in der Pflege

hogrefe

Angelika Zegelin. Hon.-Prof. em. Dr., Krankenschwester, Lehrerin für Pflegeberufe, Mag. Erziehungswissenschaft. Pflegewissenschaftlerin. Dortmund.
E-Mail: kontakt@angelika-zegelin.de

Uwe F. Kappel. Versicherungsbetriebswirt (FH), ehrenamtlicher Sterbebegleiter, Leiter der Kath. Krankenhaushilfe des Christlichen Klinikums, Unna - Mitte.
Dortmund.
E-Mail: jukap11@web.de

Bibliografische Information der Deutschen Nationalbibliothek
Die Deutsche Nationalbibliothek verzeichnet diese Publikation in der Deutschen Nationalbibliografie; detaillierte bibliografische Daten sind im Internet über http://www.dnb.de abrufbar.

Verantwortliche Person in der EU: Hogrefe Verlag GmbH & Co. KG, Merkelstraße 3,
37085 Göttingen, info@hogrefe.de

Anregungen und Zuschriften bitte an den Hersteller:
Hogrefe AG
Lektorat Pflege
Länggass-Strasse 76
3012 Bern
Schweiz
Tel. +41 31 300 45 00
info@hogrefe.ch
www.hogrefe.ch

Lektorat: Jürgen Georg, Amélie Oberson, Alissa Leuthold
Herstellung: Daniel Berger
Umschlagabbildung: Uwe Kappel
Umschlag: Verlag intern
Illustration/Fotos (Innenteil): Uwe Kappel, Dortmund
Satz: punktgenau GmbH, Bühl
Druck und buchbinderische Verarbeitung: Finidr s.r.o., Český Těšín
Printed in Czech Republic
Auf säurefreiem Papier gedruckt

1. Auflage 2026

(E-Book-ISBN_PDF 978-3-456-96440-9)
ISBN 978-3-456-86440-2
https://doi.org/10.1024/86440-000

Prolog

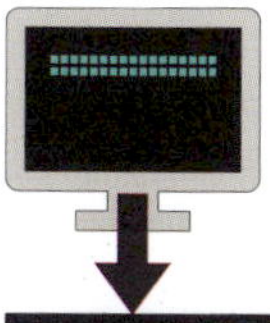

Elektronisches Logbuch der Fliegenden Untertasse: 0816

Pilot: Logi

Mission: Expedition Erde –

Suche und Erforschung der Pflege bei Erdlingen

Aktionsstatus: STRENG GEHEIM!!! Code: HELP!!!

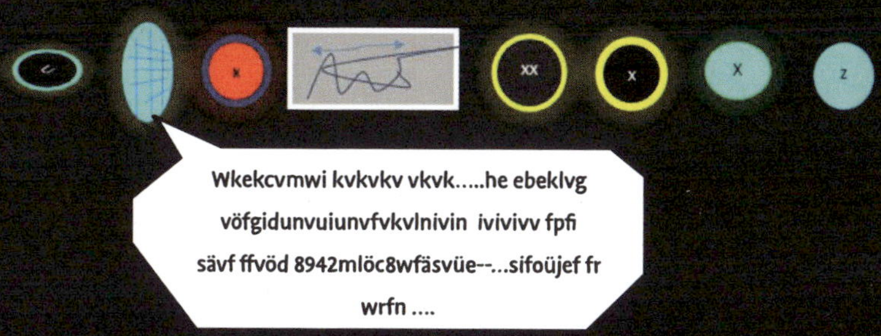

Zum besseren Verständnis zeigen wir in dieser Geschichte eine gekürzte Synchronübersetzung in menschlicher Sprache:

„Logi melden -“ „Identifikation---“ „--- XXX---“ „rodger“ --- „Berichte, – gibt es Erfolge?“ --- „negativ“ --- „NICHT ÜBERSETZBAR“ --- „Verstanden – und Ende“ ... Denk, Denk ... ::::: ...

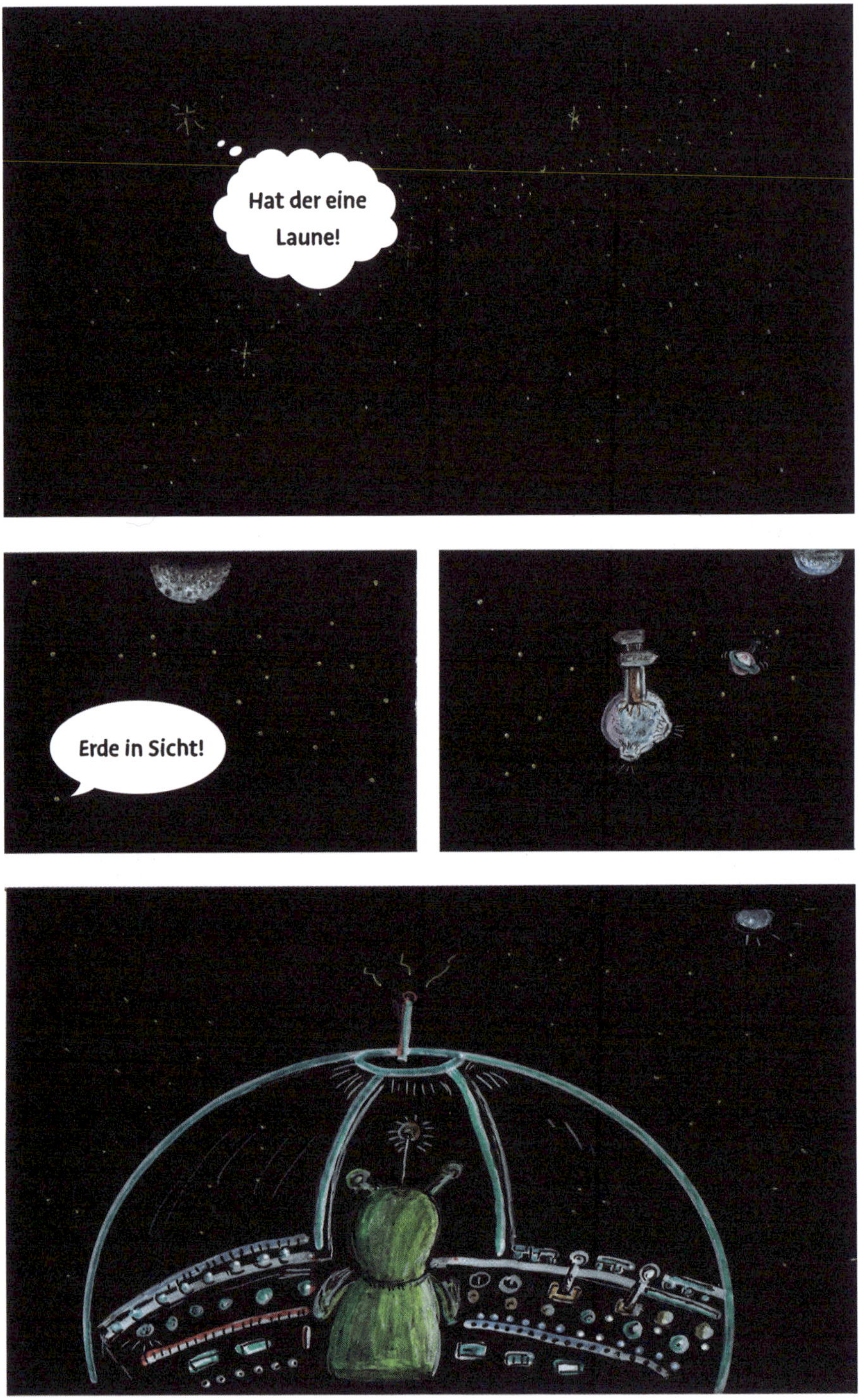

Hat der eine Laune!
Erde in Sicht!

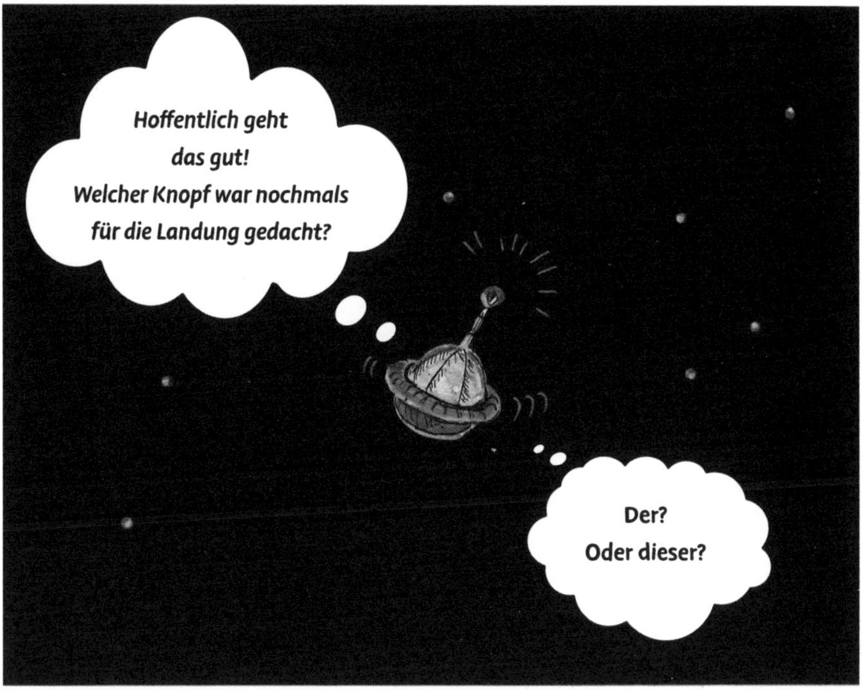
Hoffentlich geht das gut! Welcher Knopf war nochmals für die Landung gedacht?
Der? Oder dieser?

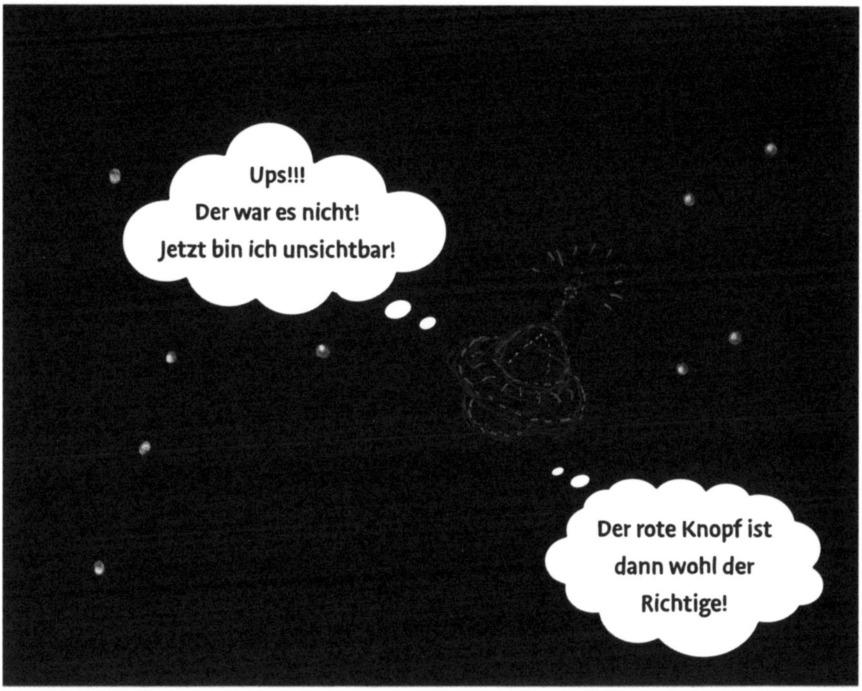
Ups!!! Der war es nicht! Jetzt bin ich unsichtbar!
Der rote Knopf ist dann wohl der Richtige!

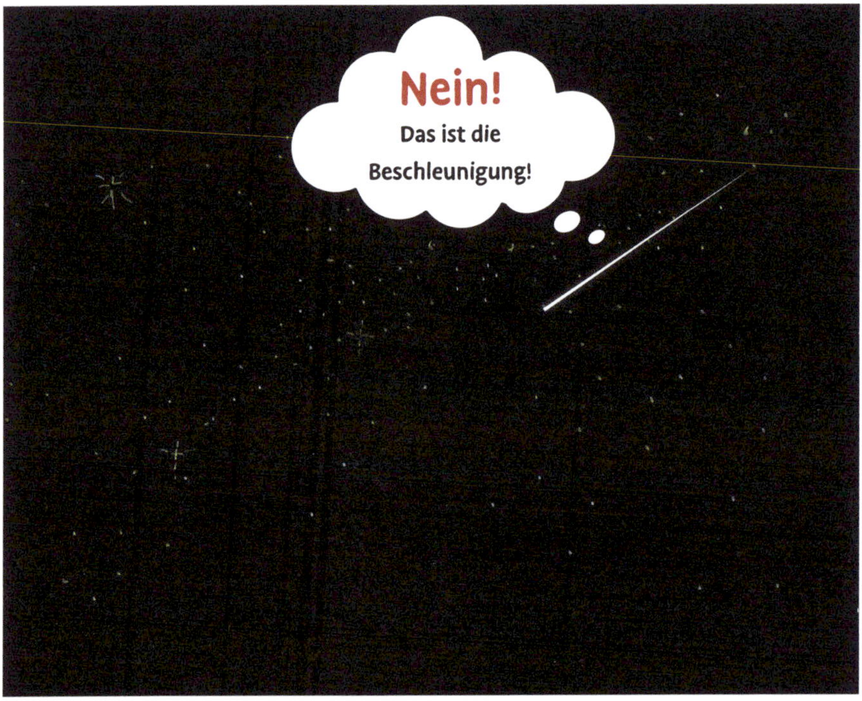
Nein!
Das ist die Beschleunigung!

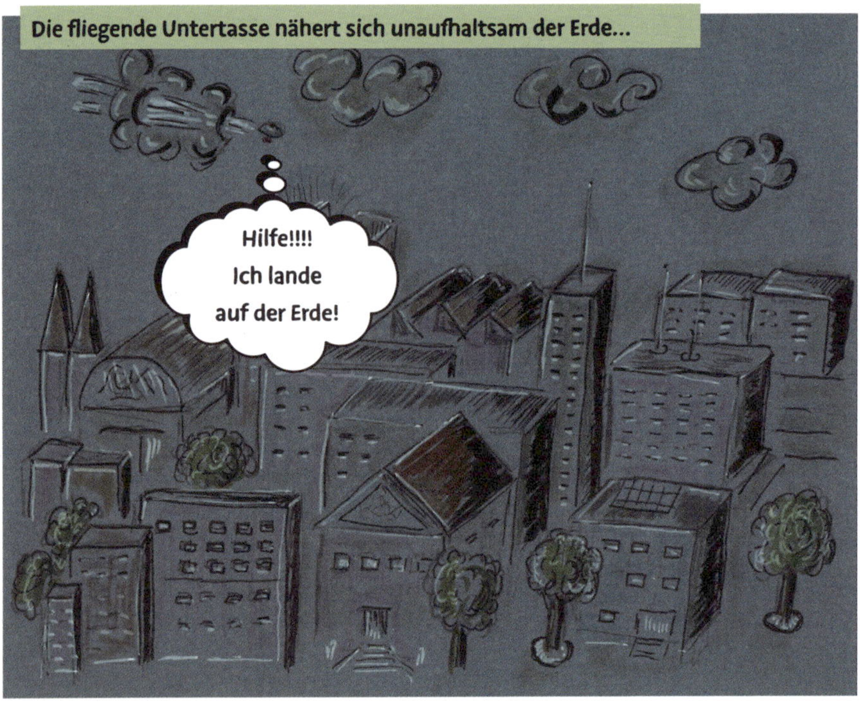
Die fliegende Untertasse nähert sich unaufhaltsam der Erde...
Hilfe!!!! Ich lande auf der Erde!

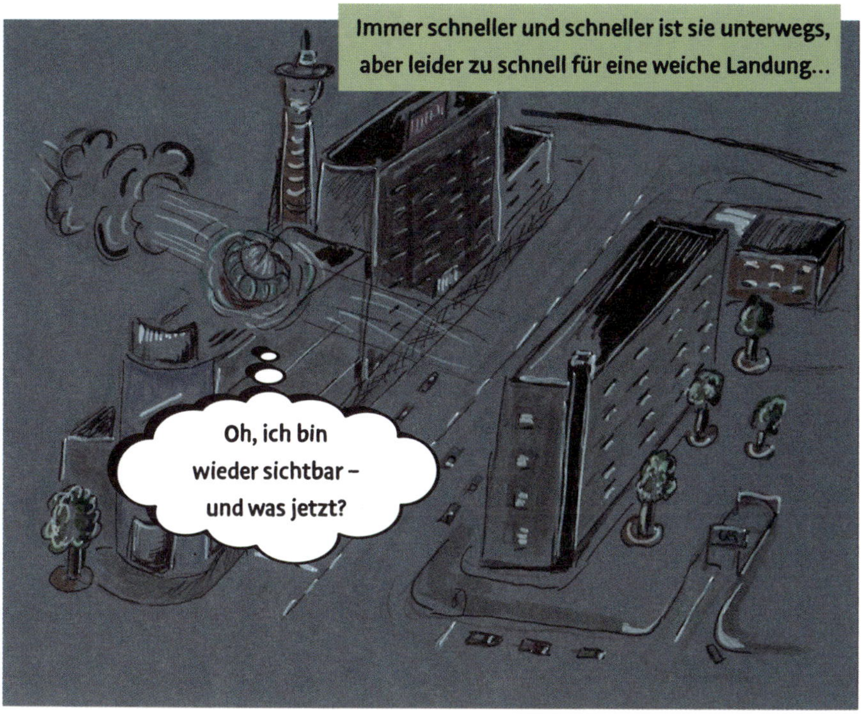
Immer schneller und schneller ist sie unterwegs, aber leider zu schnell für eine weiche Landung…
Oh, ich bin wieder sichtbar – und was jetzt?

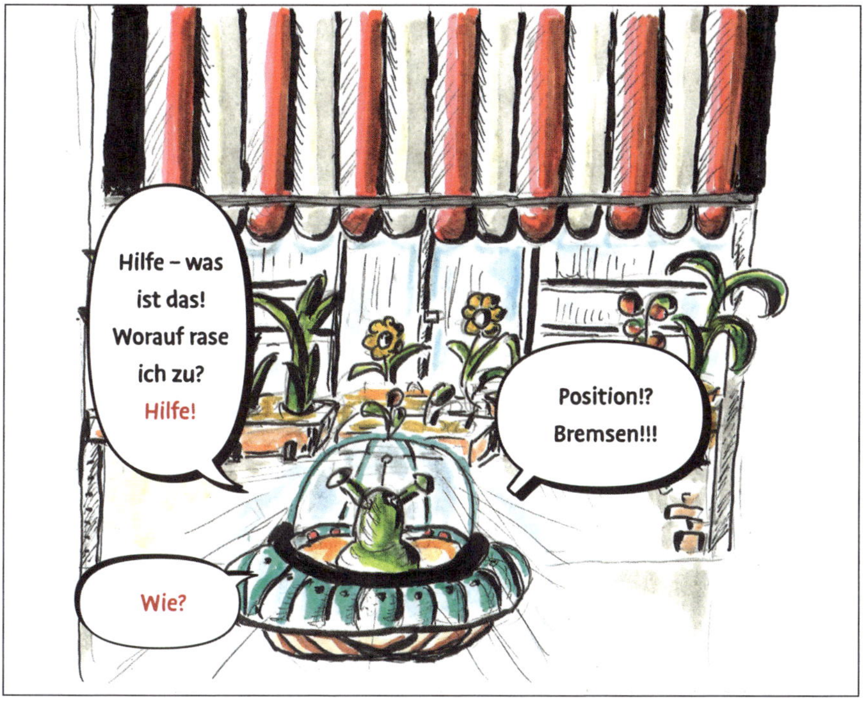
Hilfe – was ist das! Worauf rase ich zu? Hilfe!
Position!? Bremsen!!!
Wie?

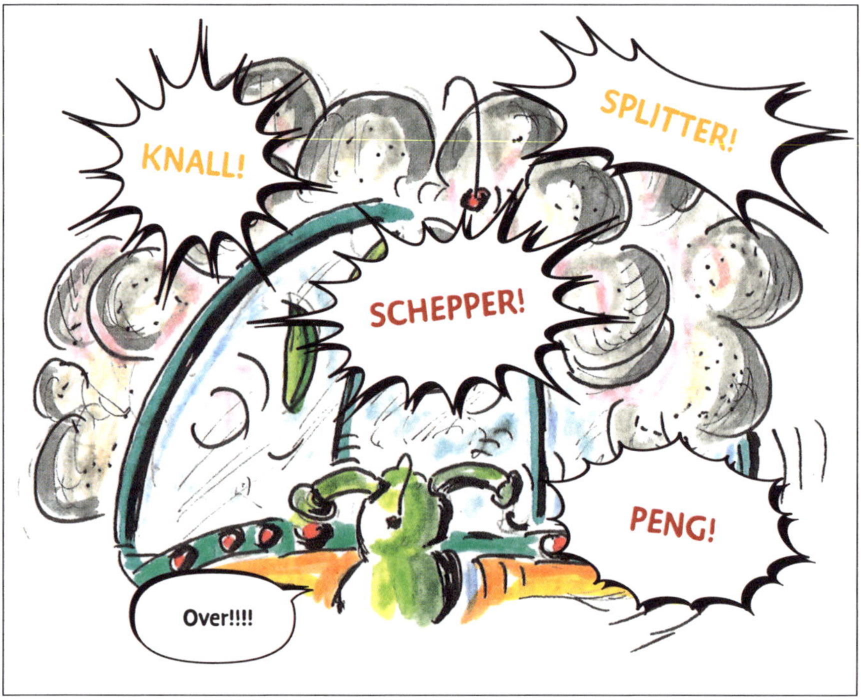
KNALL!
SPLITTER!
SCHEPPER!
PENG!
Over!!!!

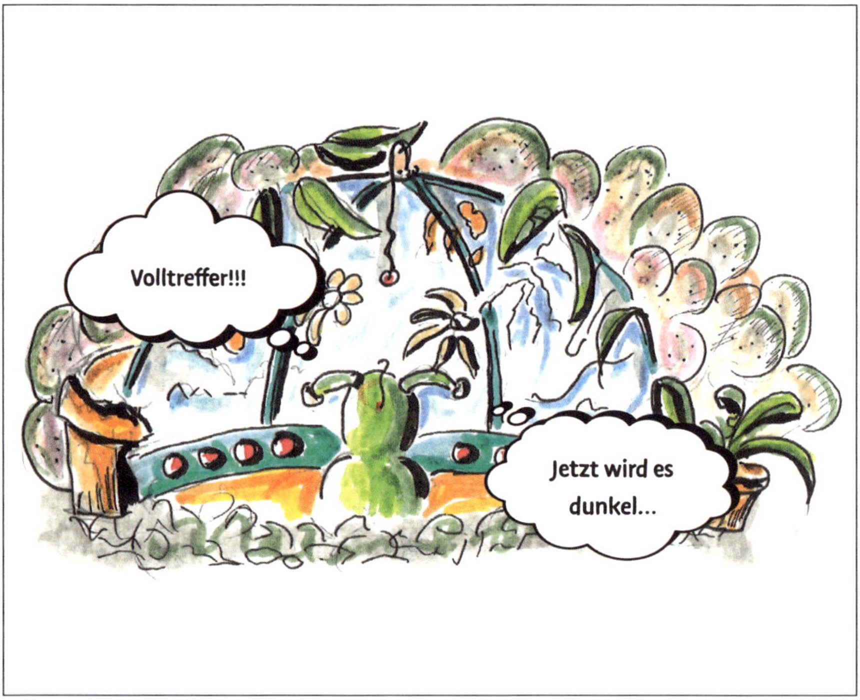
Volltreffer!!!
Jetzt wird es dunkel...

Wo ist unser kleiner Bruchpilot wohl gelandet –
was wird aus seiner Mission?
Wird er Menschen finden, die ihm helfen können?

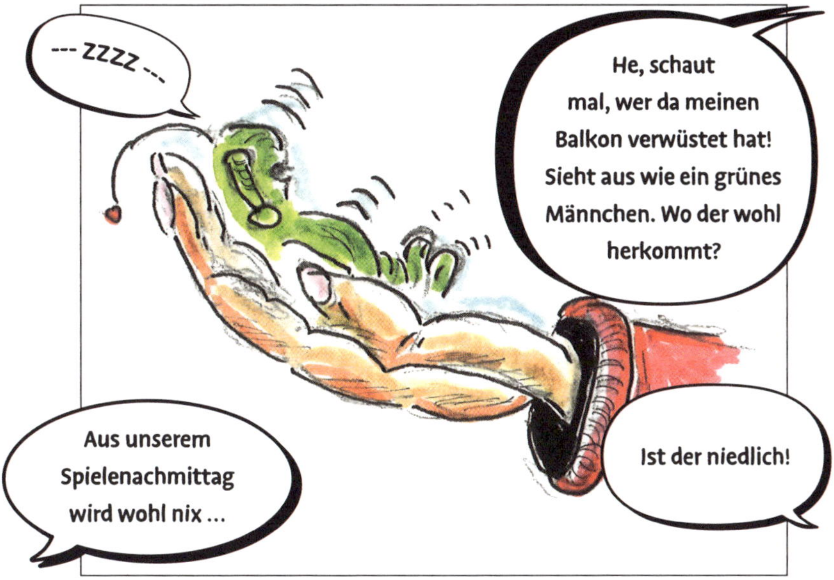

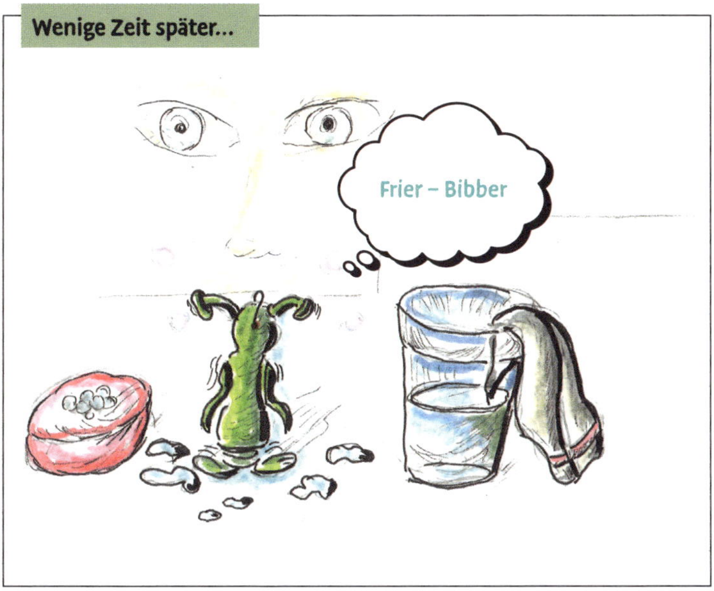

Elektronisches Logbuch der Fliegenden Untertasse: 0816
und was davon noch übrig ist

Pilot: Logi

Mission: Expedition Erde –
Suche und Erforschung der Pflege bei Erdlingen

Eintrag: Bruchlandung auf der Erde – Raumschiff 0816 beschädigt – Energiereserven sinken – muss auf Erdniveau umschalten – Sprachmodus mit Erdlingen (Menschen) aktiviert -----Systemumstellung erfolgt ----- Ende! Nur Logbuch für Aufzeichnungen ist noch intakt.

Ich bin bei einer Gruppe junger Menschen gelandet. Sie haben mich aus der Kapsel geborgen und gesäubert, verbunden und gepflegt. Die jungen Leute haben mich auch vor der Weltraumbehörde versteckt. Die sucht mich, weil ich ein Außerirdischer bin. Einer der jungen Leute hat mich kurzerhand zwischen die Plastikhelden einer Sammlung von „Space-Figuren" gestellt – kam mir etwas blöde vor – hat aber geklappt.

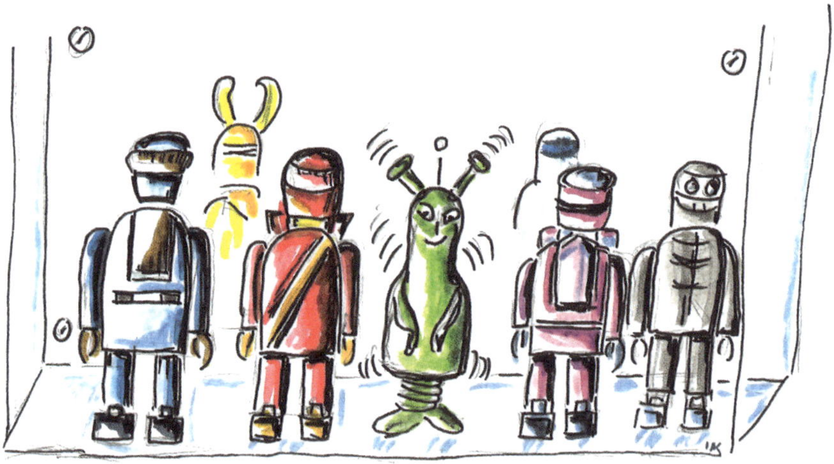

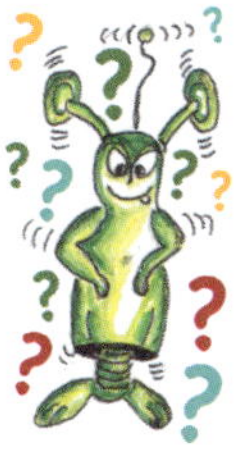

Frage 1: Ihr hättet mich doch bestimmt in der Gruppe erkannt?

Die Auflösung findet ihr auf der letzten Seite.

Ich habe Glück im Unglück gehabt. Diese jungen Leute haben gerade ihre Ausbildung in den unterschiedlichen Bereichen der Pflege abgeschlossen. Sie haben versprochen, mir darüber etwas zu erzählen und zu erklären.
Ich habe mich gefragt: Was ist das „Helfen"?
Kann ich vielleicht doch meine Mission erfüllen?
Ende des Eintrags X1

Zwischeninfo
Elektronisches Logbuch der Fliegenden Untertasse: 0816
Pilot: Logi
Mission: Expedition Erde –
Suche und Erforschung der Pflege bei Erdlingen
Missionseinschätzung: Jetzt positiv.
Zustand von 0816: Energien laden sich sehr, sehr langsam auf.
Elektronisches Logbuch wieder funktionsfähig, Speicherung von Infos möglich, Reparatur nicht unwahrscheinlich.
Vorhaben: Gespräche und Begleitung der freundlichen Menschen.

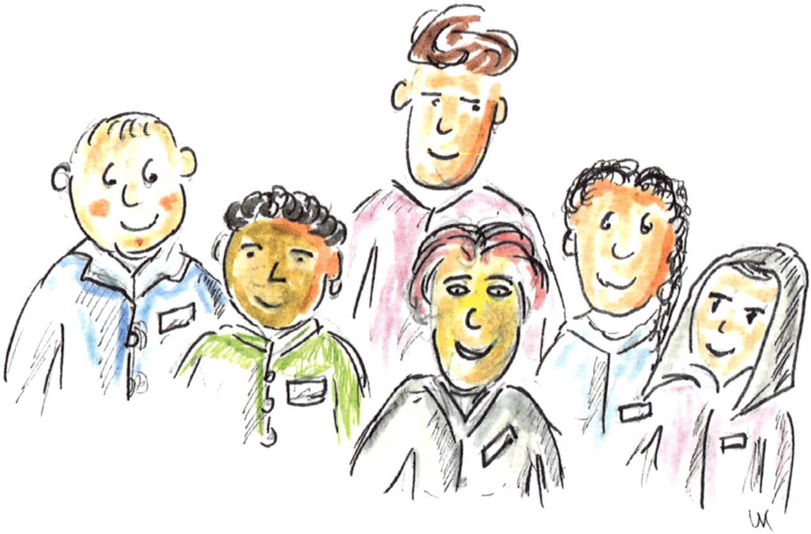

Jetzt geht es richtig los!

Inhalt – Kapitel:

1. Ich stelle mich vor

Ihr könnt ahnen, wie ich auf der Erde gelandet bin, nämlich ziemlich chaotisch – wie so oft in meinem Leben. Meine Kolleginnen und Kollegen in unserer Galaxie nennen mich daher oft „Master of Disaster“. Leider sind bei der Landung neben meiner fliegenden Untertasse auch etliche Blumentöpfe und sonstige Gegenstände zu Bruch gegangen – mir ist das schrecklich peinlich. Trotz dieses dummen Auftritts haben mich die jungen Menschen freundlich aufgenommen und mich sogar beschützt, versorgt und gepflegt.

Ich bin doch fremd für sie. So etwas würde man auf meinem Planeten nicht finden.

Ich habe mich daraufhin als „Logi“ vom Planeten „Yorgi“ vorgestellt. Ich soll erkunden, wie die Erdlinge – so heißen die Menschen bei uns – ihre Kranken pflegen. Eigentlich wohnen wir Yorgis auf vielen kleinen, unterschiedlichen Planeten, die sich zu einer Allianz zusammengeschlossen haben. Unser „Koordinator“, so lautet der Titel unseres Chefs, lebt in einer riesigen Raumplattform. Diese sieht aus wie der Buchstabe X. Der Koordinator, sein Name ist „A. M.“ für Alien Murks, hat bisher kein Interesse daran gezeigt, dass man sich um kranke Bewohnerinnen und Bewohner der „Sternen-Allianz“

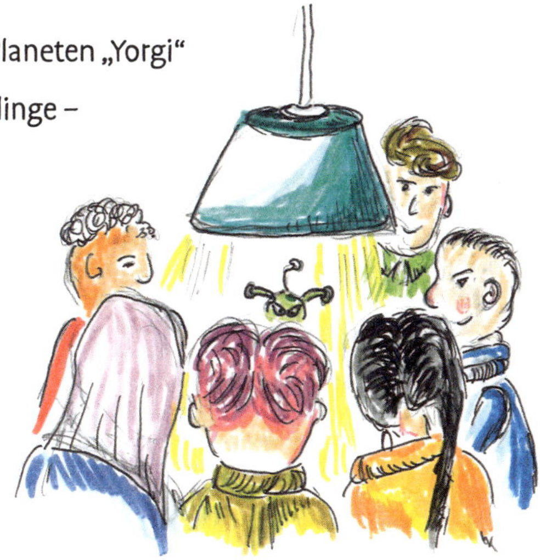

kümmert. Seit er aber selbst an Bauchweh leidet, müssen wir herausfinden, wie das bei euch Menschen gemacht wird...

Wegen dem ganzen Landetrubel bin ich noch nicht einmal dazugekommen, mir die jungen Menschen genauer anzusehen.

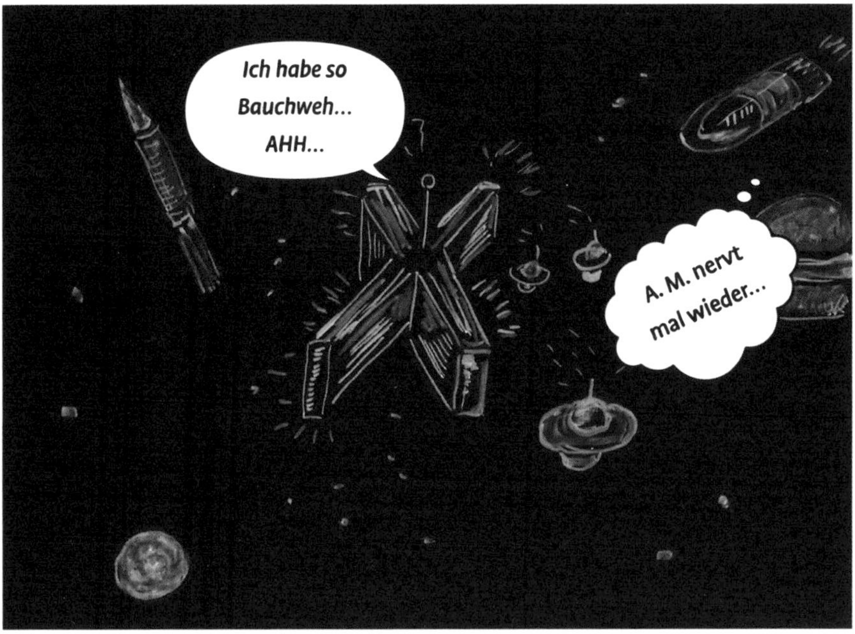

Vor mir steht Lukas, ein recht grosser und schlaksiger Mann. Er lebt in der Wohnung, in welcher ich gestrandet bin. Lukas gehört auch die Space-Figuren-Sammlung, in der man mich zuvor vor der Weltraumbehörde versteckt hat. Svenja, die mit Lukas zusammenwohnt, kümmert sich lieber um die Blumen, die ich bei der Landung etwas zerdeppert habe.

Svenja hat einen langen Zopf und arbeitet bei einem ambulanten Pflegedienst. Lukas ist hingegen in einem Altenpflegeheim angestellt. Aischa und Ali sind zwei weitere Erdlinge, sie arbeiten beide in der Krankenhauspflege. An den Tagen, an denen Ali nicht im Krankenhaus arbeitet, fährt er als

Fahrer den Krankenwagen. So möchte er noch etwas Geld dazuverdienen. Ich glaube, dass Aischa und Ali bald heiraten wollen.

Zuletzt bleibt noch Lena mit den violetten Haaren, die im Operationssaal (OP) im Krankenhaus arbeitet, und Bert, der wirklich ruhige Held in der Notaufnahme.

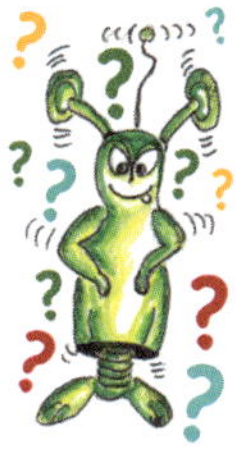

Frage 2: Wer ist wer, was tippt ihr?

Die Auflösung findet ihr auf der letzten Seite.

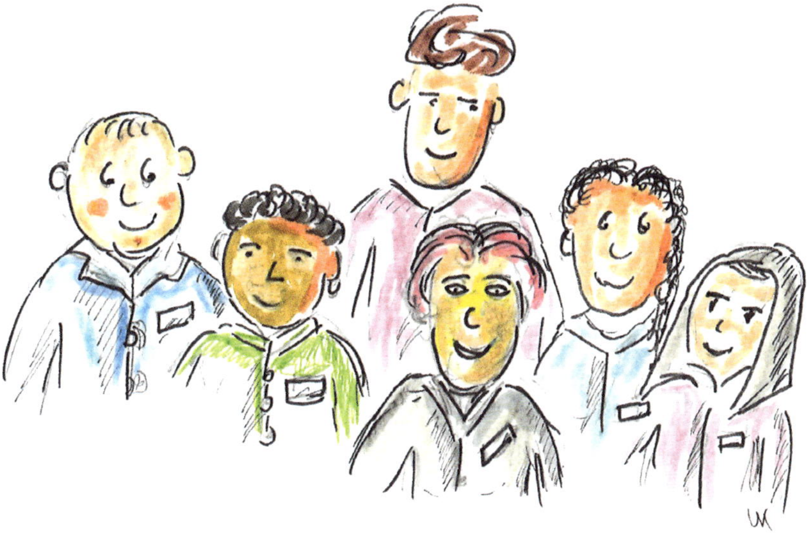

2. Von Pizza, „Helfen“ und Fußball!

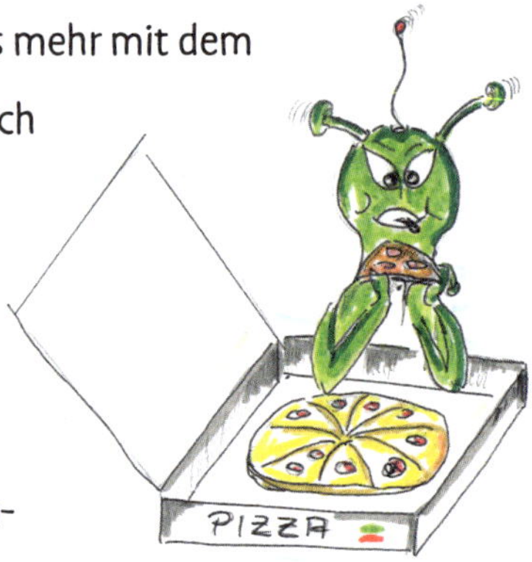

„Tja“, meint Lena: „Heute wird das wohl nichts mehr mit dem Spielenachmittag. Dann können wir auch gleich besprechen, was wir mit unserem neuen Freund machen, und ihm berichten, wie wir arbeiten. Zuerst bestellen wir aber eine Pizza! Logi, willst du auch eine?“ „Pizza, was ist das?“, will ich wissen. „Eine der besten Erfindungen der Menschheit“, lässt sich Bert vernehmen. „Dann nehme ich auch eine“, sage ich neugierig.

Ich muss schon sagen, Bert hat Recht gehabt. Eine Pizza ist wirklich etwas Tolles. Wir kennen solche Köstlichkeiten im All nicht. Pizzaboden, Tomaten, Salami und Käse, mmh... Wenn ich jeden Tag davon essen könnte, dann würde ich in keinen Raumgleiter mehr passen.

Nach der Mahlzeit entscheiden die jungen Pflegenden, dass ich morgen zuerst Ali begleiten soll. Er hat Dienst im Krankenwagen. Im Laufe der Zeit werde ich ihn nochmals auf der Krankenstation antreffen. „Was machen du und deine Kollegen im Krankenwagen?“, will ich wissen. „Wir helfen Menschen, die zum Beispiel einen Unfall hatten“, antwortet Ali.

Da ist es wieder, dieses Wort, dessen Bedeutung ich nicht erfassen kann, weil wir im All so etwas nicht kennen: „Helfen“! „Was ist „helfen“?“, frage ich. „Helfen bedeutet, jemanden zu unterstützen, wenn die Person eine bestimmte Tätigkeit nicht oder nicht mehr selber ausführen kann. Ich helfe der Person, das Vorhaben doch noch umzusetzen.“ So erklärt mir

Aischa dieses „Helfen“. Sie fährt fort: „Wenn du uns in der nächsten Zeit zuhörst und uns begleitest, dann wirst du die Bedeutung von „Helfen“ schon selbst erfahren.“

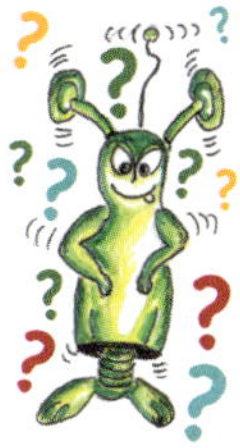

Frage 3: Welche anderen Worte würdet ihr für „Helfen“ finden?

Die Vorschläge dazu findet ihr auf der letzten Seite.

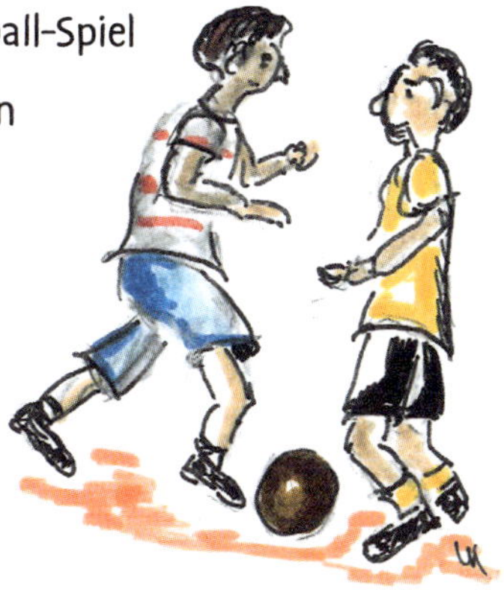

Zuletzt meint Ali noch, dass er beim morgigen Fußball-Spiel wahrscheinlich viele Fahrten mit dem Krankenwagen machen muss, weil bei Fußball-Spielen immer viel Tumult entsteht. „Fußball“ ist wieder so eine Sache, die ich nicht verstehe. Als ich das sage, löse ich eine sehr lebhafte Debatte über Fußballregeln, Fußballvereine und Fußballspielerinnen und -spieler aus. Am Ende verstehe ich kaum mehr von dieser Sportart als zu Beginn der Debatte. Ich glaube, dass Fußball für uns Yorgis eher nichts wäre, da wir beim Fortbewegen ja hüpfen und nicht laufen.

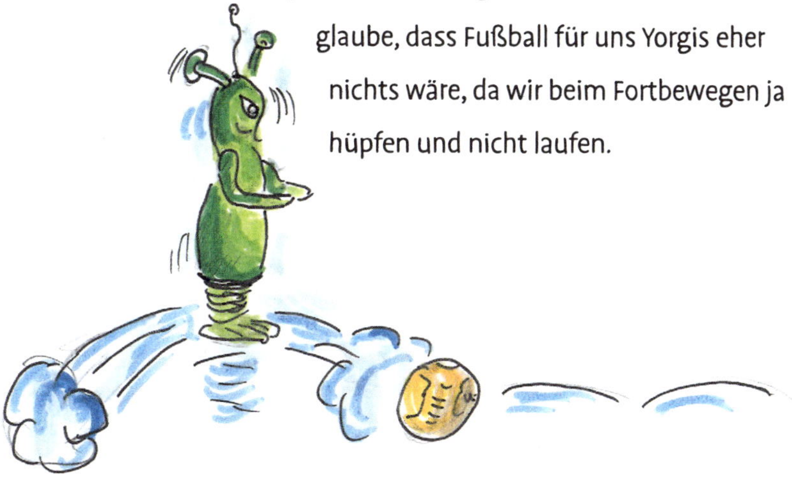

3. Ali und der Krankentransport

„Weißt du eigentlich, was die „112“ ist?“, will Ali von mir am nächsten Morgen wissen.

„Nö.“

„Die „112“ ist eine wichtige Telefon-Nummer, die darf man nie vergessen.“

„Warum?“

„Weil man mit dieser Nummer schnell Hilfe herbeirufen kann!“ Ich nicke.

Ali meint:

„Mit der 112 – Hilfe holst du schnell herbei!“

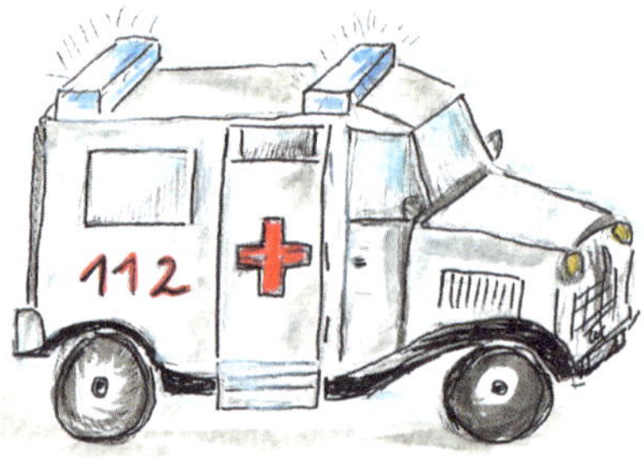

„Diese Nummer steht auf allen Rettungswagen, die bei uns im Einsatz sind.“
In dem Moment denke ich:
Das wäre bestimmt etwas für unsere Galaktische Allianz!

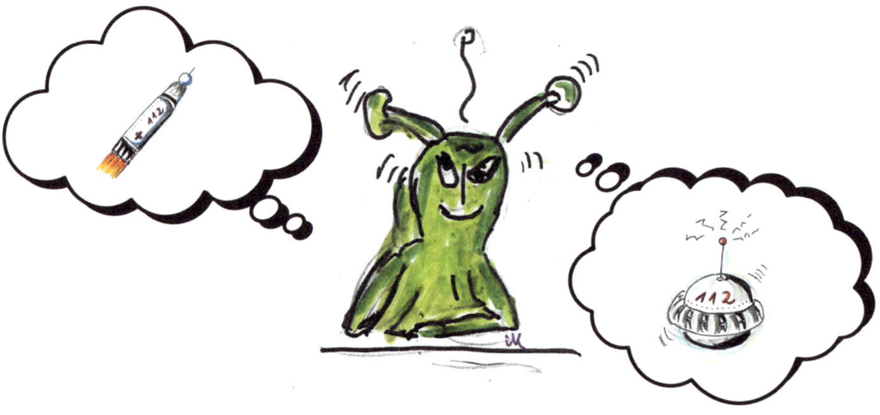

„Wenn du dort anrufst, musst du unbedingt antworten:

Wo der Notfallort ist!

Was passiert ist!

Wie viele Personen betroffen sind!

Wer anruft!

Und **warte** auf weitere Fragen!“

Das scheint mir alles klar zu sein. Ich nicke. „Na, dann wollen wir mal“, meint er.

„Hast du den Reim auch nicht vergessen?“, fragt er.

„Natürlich nicht: *Mit der 112 – Hilfe holst du schnell herbei*, ich kenne aber noch einen weiteren Reim dazu“, erwidere ich.

„Fällt der Nachtdienst einmal aus, dann kommen die auch ins Krankenhaus.“ Ich grinse.

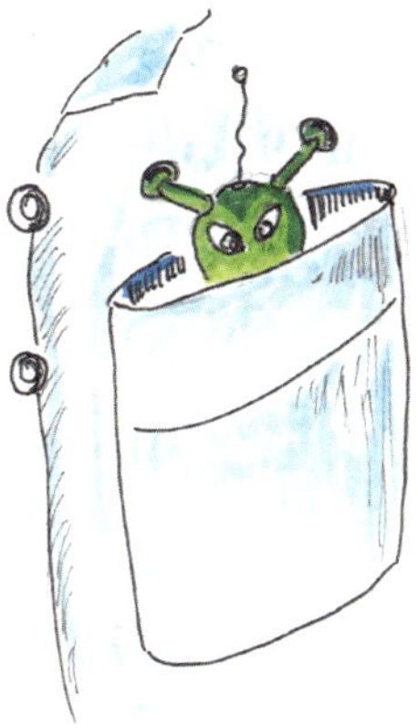

Ali meint: „Das ist nicht witzig! Wer hat dir solchen Unfug beigebracht, bestimmt ist das Lukas gewesen?!“ Ich sage nichts. Ali nickt nur wissend und stopft mich in seine Hemdtasche.

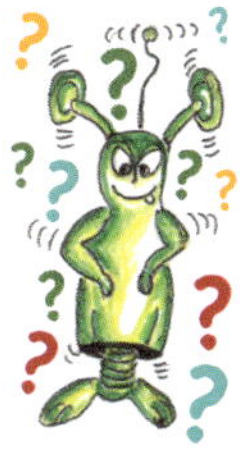

Frage 4: Wie lautet die Notfall-Nummer?

Die Auflösung findet ihr auf der letzten Seite.

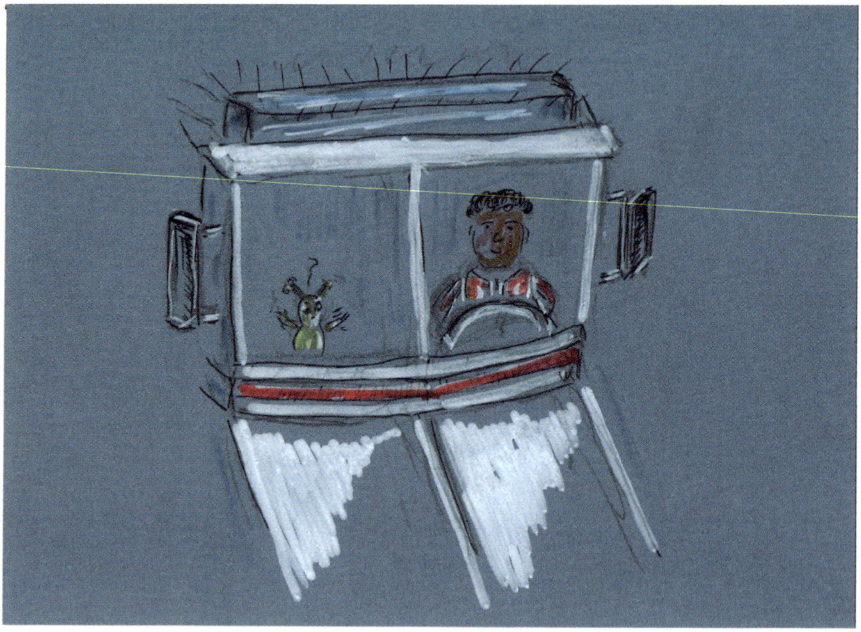

Wir Yorgis sind im All schon recht schnell unterwegs, aber Ali übertrifft uns bei Weitem. Er schaltet das Martinshorn und Blaulicht ein und saust los. Ich habe während der ganzen Fahrt das Gefühl, an der Innenseite der Scheibe zu kleben. Tatsächlich müssen wir jemanden vom Fußballplatz holen und ins Krankenhaus bringen. Während Ali wie ein Blitz fährt, versorgen die Sanitäterinnen und Sanitäter im Wagen den Verletzten. Ständig stehen sie in Kontakt mit dem Krankenhaus und der Zentrale. Die Leute im Krankenwagen müssen schon ein tolles Team sein.

4. Bert, der Held der Notaufnahme

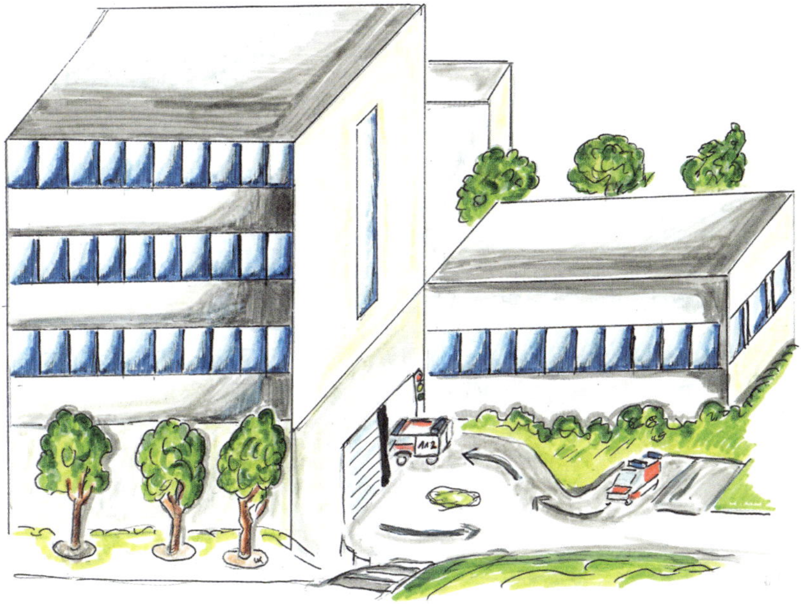

Und dann sehe ich zum ersten Mal in meinem Leben ein richtiges Krankenhaus. Es taucht aus dem Dunkel der Straßen vor uns auf.

Hier treffen wir Bert von der Notaufnahme wieder. Berts Arbeitsalltag gleicht einem Abenteuerfilm, er ist Fachmann für Notfallpflege. Täglich kommen Menschen in Notsituationen herein. Diejenigen mit leichteren Verletzungen müssen dann in der

Eintrag für das elektronische Logbuch:

Merke dir:

Eine Intensivstation ist eine Station im Krankenhaus, auf der nur Menschen liegen, denen es sehr, sehr schlecht geht. Sie werden hier ganz besonders behandelt und gepflegt.

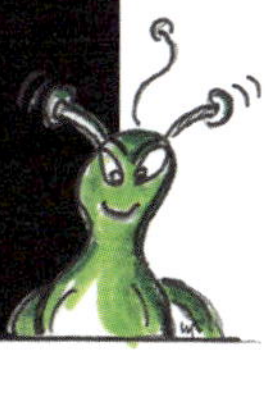

„Ambulanz" warten. In der Notaufnahme, in der Bert tätig ist, sieht es anders aus. Dort werden Schwerkranke oder Verletzte vorgefahren, oft mit dem Rettungswagen, wie ich heute mit Ali selbst erlebt habe. Es muss schnell entschieden werden, wer **sofort** Hilfe braucht und in welcher Form. In der Notaufnahme arbeiten ganz viele Pflegefachpersonen mit den verantwortlichen Ärztinnen und Ärzten zusammen. Hier ist gute Teamarbeit sehr wichtig.

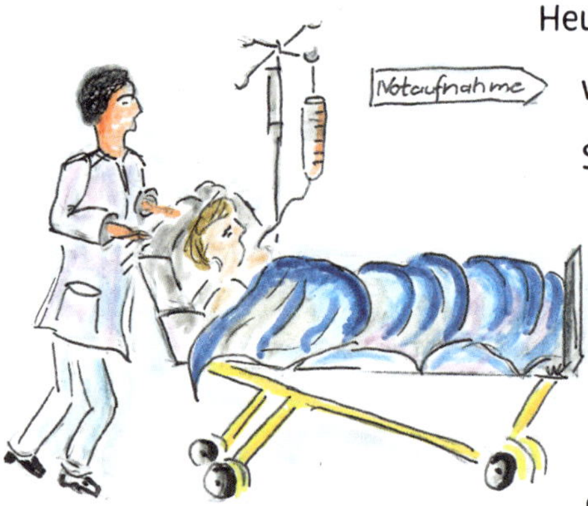

Heute ist ein Patient mit dem Rettungswagen eingeliefert worden. Er hatte Schmerzen und Atemnot – wahrscheinlich handelte es sich um einen Herzinfarkt – und kommt nun sofort auf die Intensivstation. Dort beginnen die Untersuchungen und Überwachungen. Bert beruhigt die begleitende Ehefrau. Ihm ist es wichtig, Ruhe in diese hektische Arbeit zu bringen, er bleibt freundlich und kümmert sich um die Angehörigen des Patienten.

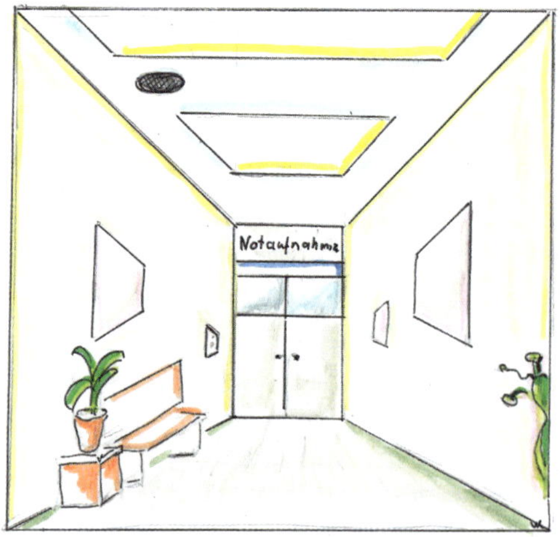

Schon kurze Zeit später wird eine Patientin angekündigt, die nach einem schweren Unfall eingeliefert worden ist. Nach der Erstversorgung werden ihr Schmerzmedikamente und Infusionen – kontinuierliche Zuführung flüssiger Medikamente – gegeben. Es müssen Röntgenaufnahmen gemacht werden, um die Verletzungen zu bestimmen; und dann tauchen wir noch auf. Die ganzen Abläufe sind hier oft hektisch und belastend.

Ihr versteht jetzt, warum Bert und Ali für mich echte Helden sind. Ihr werdet aber sehen, dass auch die anderen Großartiges leisten. Eine ganze Gruppe von Superheldinnen und -helden. Was ich ganz besonders cool an ihnen finde, ist, dass sie um ihre Großartigkeit kein großes Aufsehen machen. Sie sind wirklich für die anderen da, wie toll! Diese Menschen können wirklich stolz darauf sein, was sie täglich leisten.

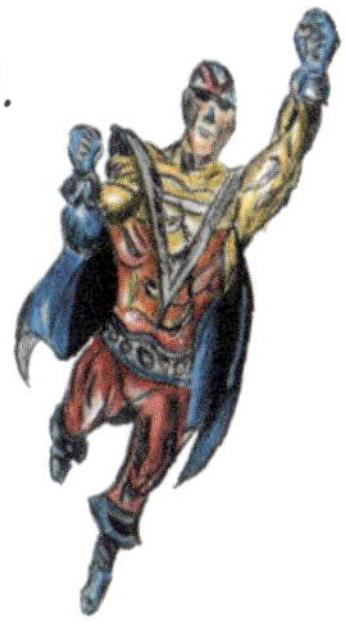

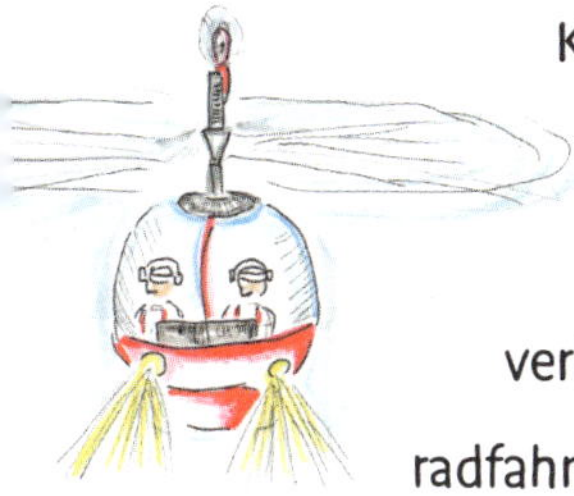

Kehren wir zurück zur Notaufnahme. Manchmal werden auch Menschen mit dem Hubschrauber eingeflogen. Vor drei Monaten zum Beispiel wurde ein schwerverletzter Motorradfahrer eingeliefert. Noch auf dem Landeplatz erlitt er einen Herzstillstand und Bert reagierte sofort und begann mit der Herzmassage, indem er wiederholten Druck auf den Brustkorb ausübte. Dieser Fahrer, er heißt Michael, hat überlebt und lag lange auf der Intensivstation. Bert besuchte ihn dort, weil sie gleich alt sind und sich aus der Nachbarschaft

Eintrag für das elektronische Logbuch:

Merke dir:

Ein Armgips (oder „Gipsarm") ist natürlich kein Arm aus Gips. Bei Knochenbrüchen wird der verletzte Arm mithilfe eines Gipsverbandes ruhiggestellt, damit die Knochen wieder richtig zusammenwachsen können.

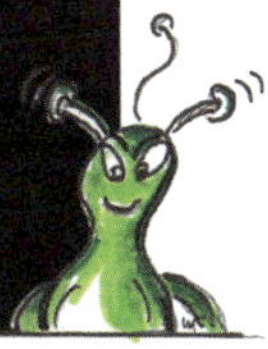

kannten. Nun ist Michael wieder zuhause und Bert und er telefonieren ab und zu.

Berts Arbeit ist sehr stressig, trotzdem macht Supermann-Bert sie gerne. Er spürt unmittelbar, wie er den Menschen helfen kann! Der Dienst von Bert wechselt zwischen der Notaufnahme und der Ambulanz. In der Ambulanz geht es oft ruhiger zu. Morgen wird Bert einen Armgips beim zehnjährigen Tom entfernen.

Der Gips ist bunt bemalt und Tom darf ihn danach als Erinnerung mit nach Hause nehmen. Tom hat sich den Arm gebrochen, weil er über einen völlig falsch abgestellten E-Scooter gestürzt ist.

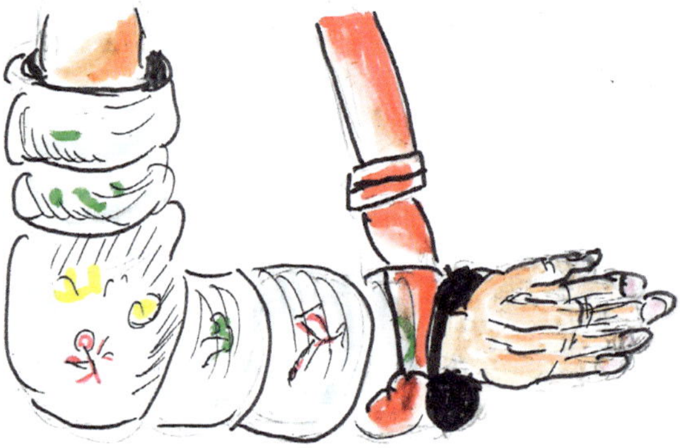

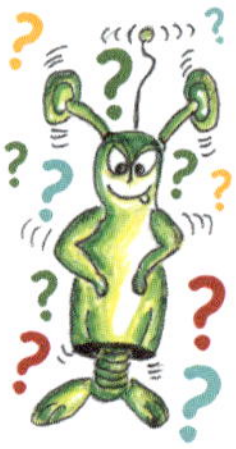

Frage 5: Was sollte man mit einem E-Scooter nicht machen?

Die Auflösung findet ihr auf der letzten Seite.

Besonders anstrengend für Bert ist der Nachtdienst, weil manchmal betrunkene und verletzte Leute eingewiesen werden, die Krawall verursachen. Sie schreien und schimpfen, obwohl Bert und das restliche Pflegepersonal ihnen nur helfen wollen. Da Bert sehr ruhig ist, aber zugleich bestimmt auftreten kann, hat er es immer hingebracht, diese Leute zu beruhigen. Manchmal fragt man sich, warum manche Menschen solch eine Randale machen – haben sie Angst oder wollen sie nur angeben?

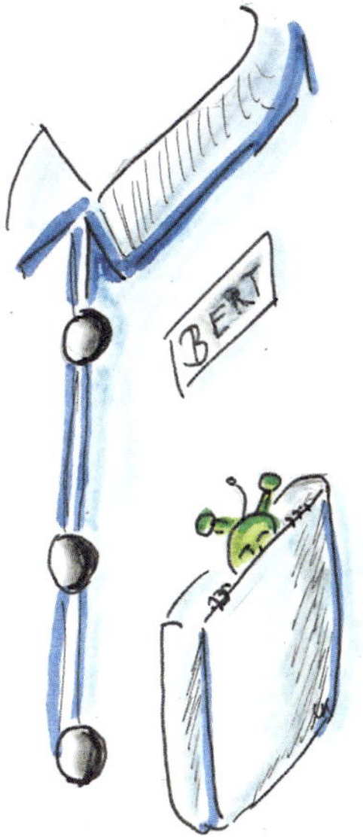

Als Ali mich an Bert übergibt, steckt mich dieser in seine Kitteltasche, sodass ich mich zwischen Heftpflastern und Verbandsmull wiederfinde. Was für ein Glück, dass ich vor der Landung noch rechtzeitig das Hygiene-Programm eingeschaltet habe. Dadurch habe ich keine Viren oder Bakterien auf die Erde gebracht. Ohne diesen Hygiene-Schutz hätte mich die Weltraumbehörde bestimmt geortet und mein Versteck wäre umsonst gewesen.

Bert will demnächst ein Pflege-Studium beginnen und deswegen seine Arbeitszeit reduzieren. Er verdient dann weniger Geld und hat mehr Zeit, um für sein Studium zu lernen. Wow, das ist schon eine super Sache, die Bert sich vorgenommen hat. Seine Erfahrung in der Pflege kann ihm beim Studium bestimmt helfen.

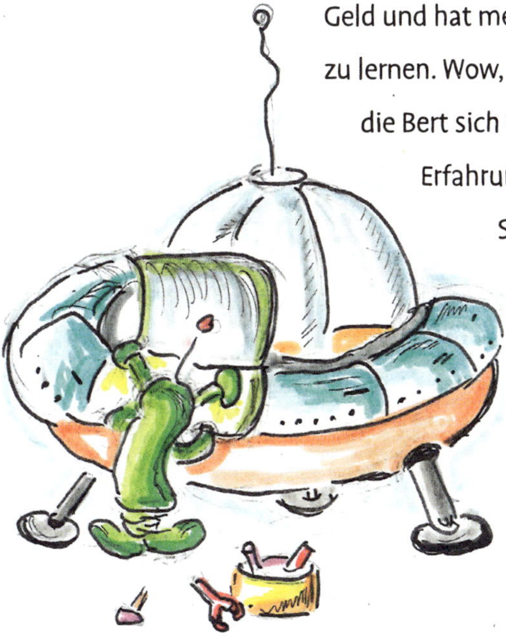

Ich muss noch alle neuen Informationen in meinen Bordcomputer eintragen, vorher sollte ich aber mein Raumschiff reparieren. Dieses ist ja bei der Bruchlandung kaputt gegangen.

Für den nächsten Tag hat Lena versprochen, mir etwas über den Operationssaal und ihre Arbeit dort zu erzählen. Hinein darf ich wegen den allgemeinen Hygiene-Vorschriften nicht. Ich weiß allerdings auch nicht, ob ich den Anblick von Blut so gut ertragen würde. Schließlich bin ich kein Mensch, sondern ein Yorgi.

Jetzt bin ich müde. Ich werde mich in eine kleine Kiste einmummeln und schlafen – wie schön.

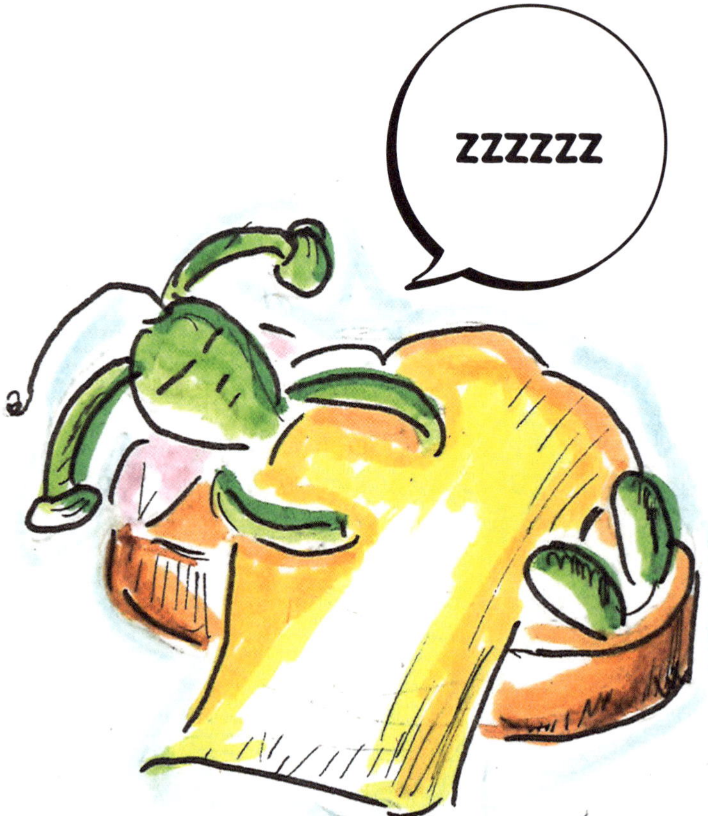

5. Lena, die taffe Frau im OP

Am nächsten Morgen kommt Lena vorbei, um zusammen mit ihrer Freundin Svenja zu frühstücken. Die dritte im Bunde, Aischa, hat heute Dienst. Nach dem Frühstück – ich habe zum ersten Mal in meinem Leben Brot gegessen, denn bei den Yorgis kennt man so etwas nicht – erzählt mir Lena von ihrem Beruf.

Lena ist Pflegerin und nach der Ausbildung ist sie „Operationsschwester“ geworden. Sie mag ihre Arbeit; im Operationssaal wird ruhig und konzentriert gearbeitet. Je nach Art der Operation bereitet Lena den „Instrumenten-Tisch“ vor, zahlreiche spezielle Instrumente liegen bereit. Alle diese Gegenstände werden vor der Operation gezählt. Das ist wichtig, damit am Ende nicht versehentlich ein Instrument im Bauch oder in sonstigen Körperteilen vergessen wird.

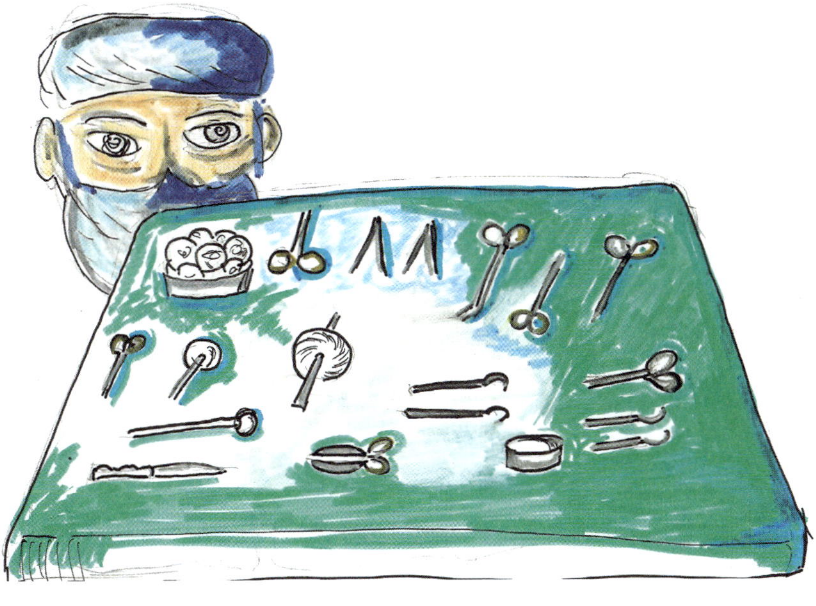

Lena gibt dem operierenden Arzt, dem „Chirurgen", ohne Worte das jeweils nötige Instrument in die Hand. Sie weiß genau, was jetzt erforderlich ist, und kennt den Ablauf der verschiedenen Operationen. Bei dieser Arbeit kommt es auf die Hygiene an: Alle Keime auf den Instrumenten sind durchs Sterilisieren entfernt worden, alle Ärztinnen, Ärzte und Pflegende tragen Mundschutz, Handschuhe, Kittel, Haube und waschen sich vorher gründlich die Hände. Die Patientin oder der Patient liegt auf einem Operationstisch und alles muss sehr gut beleuchtet werden. Auch die spezielle Lagerung der Patientin oder des Patienten vor der Operation ist unterschiedlich. Die Tische sind umgeben von vielen Geräten, dazu gehören zum Beispiel Röntgen-Apparate.

Eintrag für das elektronische Logbuch:

Merke dir:

Unter Instrumenten wird hier nicht etwa Musikinstrumente verstanden, sondern spezielle „Bestecke" aus Metall. Alle diese Gegenstände werden für eine Operation gebraucht.

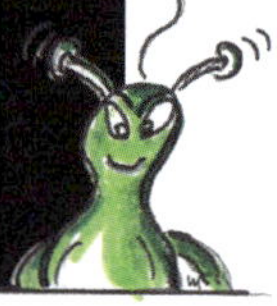

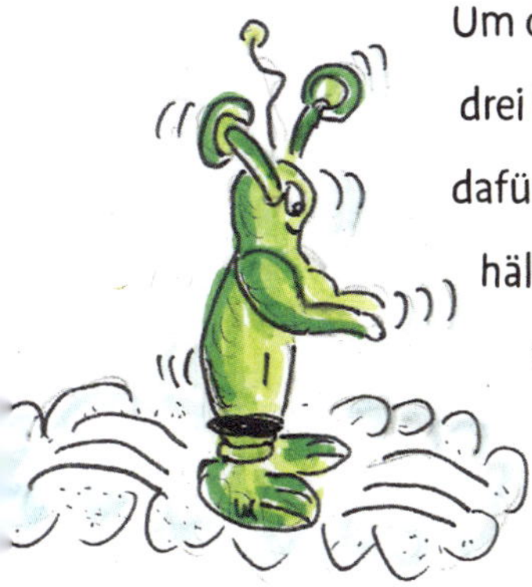

Um die Patientin oder den Patienten steht ein Team von drei bis vier Personen, zusätzlich sorgt ein Narkosearzt dafür, dass die zu operierende Person schläft. Im Raum hält sich noch eine „Springerin“ oder ein „Springer“ auf. Diese Person bringt während der Operation Instrumente, die noch gebraucht werden. Die Operationsschwestern arbeiten mal als Springerinnen, mal „am Tisch“. Als Springer könnte ich vielleicht auch arbeiten, aber ich glaube, die Bestecke und Geräte wären zu schwer für mich.

Wenn Lena die Person auf dem Operationstisch erstmalig sieht, ist sie schon „in Narkose“, schläft also. Lenas erste Aufgabe ist das Abdecken der Patientin oder des Patienten mit ebenfalls keimfreien Tüchern. Letztlich ist nur das „Operationsfeld“ frei – das ist die Fläche am Körper, wo die Operation durchgeführt wird. Es gibt ganz verschiedene Arten von Operationen: Bei dem einen Menschen wird ein Stein aus der Gallenblase entfernt, bei einem anderen müssen die Knochen gerichtet werden.

Wie alle Operationen beginnt es hier mit dem „Team Time Out“. Das bedeutet, dass der Name der zu behandelnden Person, die Art der Operation und andere Informationen laut vorgelesen werden. Dies geschieht, damit

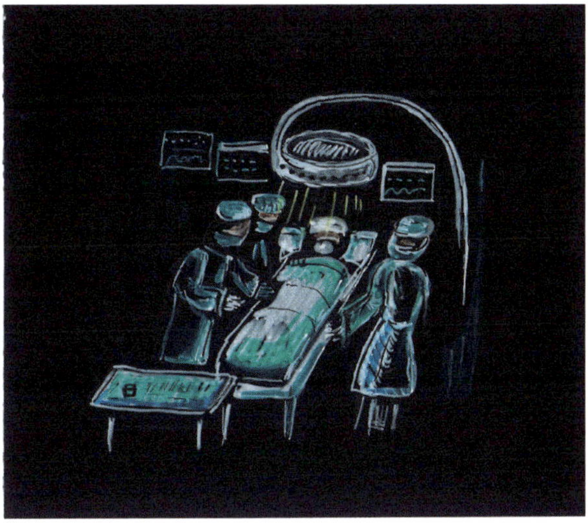

Patientinnen und Patienten nicht verwechselt werden und man nicht die falsche Operation durchführt.

Dieses gemeinsame und laute Vorlesen ist, wie bei allen besonders verantwortlichen Aufgaben, sehr wichtig. Es erhöht die Sicherheit, wie es zum Beispiel auch bei Pilotinnen und Piloten im Flugverkehr der Fall ist. Nach der Operation kommen die behandelten Menschen in den Aufwachraum. Dort dösen sie noch eine Weile vor sich hin, während sie von anderen Pflegenden gut überwacht werden. Lena räumt inzwischen das Arbeitsfeld auf. Sie achtet sorgfältig auf entnommene Gewebeproben für das Labor, zählt und sortiert die Instrumente, einiges wird entsorgt, anderes gereinigt. Danach hat Lena eine kurze Wechselzeit. Diese Zeit nutzt sie, um die nächste Operation für die nächste Patientin oder den nächsten Patienten vorzubereiten. Zwischen den einzelnen Operationen bleibt nicht viel Zeit. In diesen kleinen Pausen kann Lena etwas trinken, dann muss sie sich wieder waschen und umziehen. Ihre Freundin Eva – Eva ist während meines Aufenthaltes auf der Erde leider im Urlaub – ist ebenfalls im Operationssaal tätig. Sprechen können beide während der Arbeit kaum, manchmal nicken sie sich freundlich zu. Eva ist vor kurzer Zeit zur Heldin geworden, sie hat rechtzeitig eine „Fast-Verwechselung" von Patienten bemerkt. Dies kommt sehr, sehr selten vor, aber man sieht, wie wichtig die Kontrolle ist.

Eintrag für das elektronische Logbuch:

Merke dir:

Das „Team Time Out" erhöht die Sicherheit bei einer Operation.

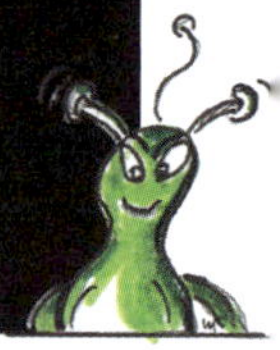

Kein Tag läuft wie der andere, es gibt immer wieder plötzliche Erweiterungen, zusätzliche Geräte oder ein besonderes Medikament, welches benötigt wird. Manchmal bekommt Lena mit, dass Menschen, die sie gepflegt hat, wieder gesund sind und entlassen werden können. Das macht sie stolz.

Lena arbeitet auch oft an Wochenenden und muss in telefonischer Bereitschaft bleiben – wie alle in der Pflegearbeit: Denn Menschen sind rund um die Uhr krank!

Die Arbeit bereitet ihr Freude, dennoch ist sie glücklich darüber, auch mal frei zu haben, wenn alle anderen arbeiten müssen – so wie heute. Schwierig ist für sie das stundenlange ruhige Stehen am Operationstisch. Deswegen bevorzugt Lena viel Bewegung in ihrer Freizeit, zusammen mit ihrem Hund Rico. Rico lebt in der Nähe von Lenas Wohnung bei ihrer Mutter. Täglich stromern Lena und Rico durch die Gegend, währenddessen erholt sie sich vom Alltag.

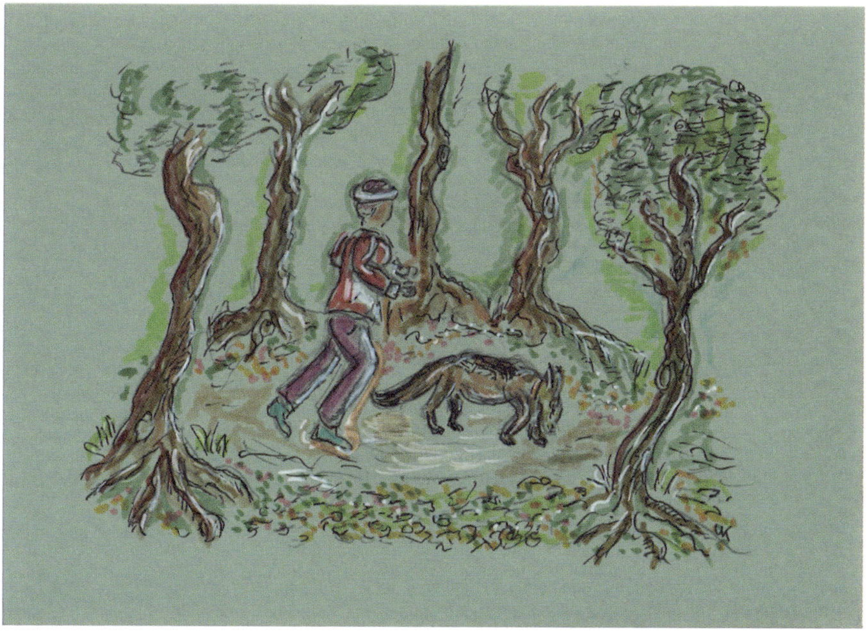

Kehren wir wieder in den Operationssaal zurück: Das große Operationsteam versteht sich untereinander gut; wäre das nicht der Fall, wäre die Arbeit nicht machbar. Teamarbeit ist gefragt.

„Hast du alles verstanden?!", fragt Lena mich. Ich nicke. „Aber was passiert nach der OP?", frage ich. „Kommt dann die Pflege?" Die beiden jungen Frauen nicken. „Darf ich mal aufzeichnen, was ich bisher verstanden habe?"

Ich hole mein Logbuch hervor und zeichne den Ablauf ein:

Ihr hättet diesen Ablauf bestimmt auch gewusst.

Wie es weitergeht, erfahrt ihr im nächsten Kapitel:

Eintrag für das elektronische Logbuch:

Merke dir:

Unfall: 112 anrufen

Die fünf „W" beachten – (notfalls siehe nochmals Seite 17/18.)

Fahrt mit dem Krankenwagen zum Krankenhaus

↓

Dort in die Notaufnahme – Untersuchungen

↓

Dann ggf. in den Operationssaal:

↓

Station

↓

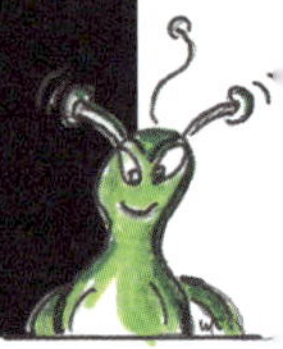

6. Aischa und Ali – Tag und Nacht auf der Krankenstation

Teil: I
(Dienst auf einer Station)

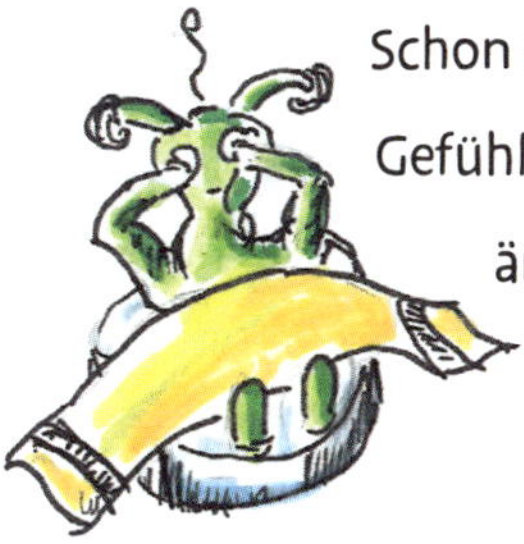

Schon sehr früh am Morgen holt mich Aischa ab. Für mein Gefühl ist es mehr als nur früh, aber das lässt sich nicht ändern, denn Aischa hat „Frühschicht“. Da alle Stationen im Krankenhaus rund um die Uhr besetzt sein müssen und das jeden Tag im Jahr, ist es eine mächtig große Aufgabe, die Dienstpläne sinnvoll zu organisieren und auch alle Interessen und Belange der hier arbeitenden Menschen zu berücksichtigen. Ein Mitarbeiter hat zum Beispiel nur eine sogenannte „halbe“ Stelle, eine andere Mitarbeiterin möchte am Tag „X“ frei haben, wiederum jemand anders muss mit seinen Kindern zum Arzt und, und, und. Ohne Hilfe von Dienstplänen mit Computereinsatz und ohne gegenseitige Rücksichtnahme und Vertrauen geht es nicht. Wieder ist hier der Teamgeist am Werk, den ich bei diesen Menschen so sehr bewundere!

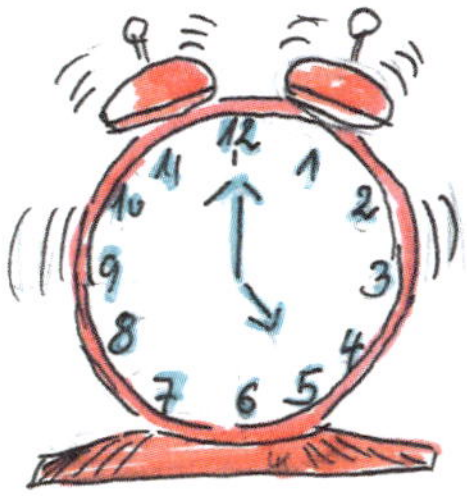

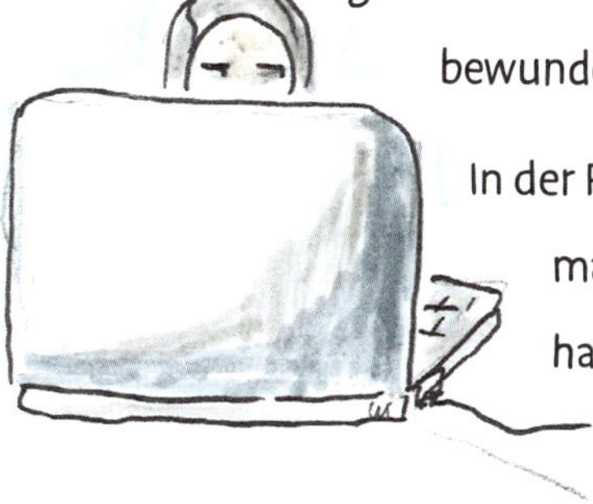

In der Regel gibt es einen Schichtbetrieb von drei mal acht Stunden. Wer schnell mitgerechnet hat, kommt auf 24 Stunden, also einen ganzen Tag und eine ganze Nacht, bis der Schichtbetrieb wieder von Neuem beginnt. Aischa ist heute früh dran und will vor sechs Uhr vor Ort sein. Nach acht Stunden, um 14.00 Uhr, hat sie Schluss, dann sind die nächsten Pflegenden an der Reihe, die bis abends um 22.00 Uhr auf der Station bleiben, gefolgt von der Nachtschicht, welche dann wiederum bis morgens um 6.00 Uhr Dienst hat. Von der Nachtschicht werde ich später noch mehr erzählen.

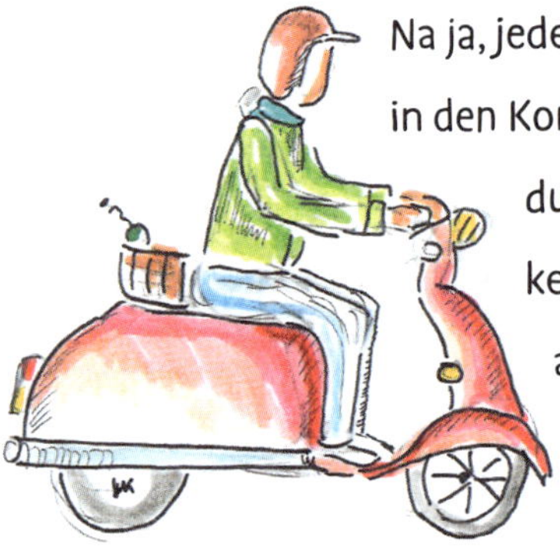

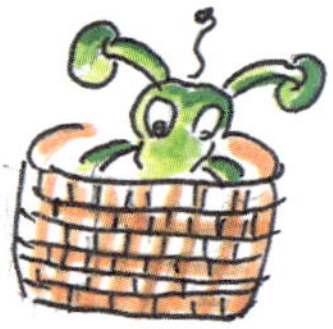

Na ja, jedenfalls geht es jetzt los. Aischa setzt mich in den Korb ihres Motorrollers und wir flitzen durch den morgendlichen Berufsverkehr. Da noch nicht alle Menschen, die arbeiten, um diese Zeit unterwegs sind, ist es ruhig auf den Straßen. Als wir an einer Ampel halten müssen, frage ich meine neue Freundin, warum sie gerade den Pflegeberuf gewählt hat. „Schau“, sagt sie, „schon meine Mutter und meine Großmutter arbeiteten im Bereich der Pflege von kranken Menschen, das gehört in unserer Familie einfach dazu. Auch mein Papa war während seiner Dienstzeit im Militär bei den Sanitätern tätig. Meine Familie hat mir gezeigt, dass man den Menschen helfen darf und dass dies etwas ganz Besonderes ist.“ Die Ampel springt auf Grün um und wir sausen weiter. Die nächste Ampel ist wieder rot, und so fährt sie weiter mit ihrer Erzählung, warum sie ihren Beruf so toll findet. Einerseits gefällt ihr, den Menschen helfen zu können, andererseits ist der Beruf wahnsinnig vielfältig und es gibt immer eine neue Herausforderung, die man bewältigen muss.

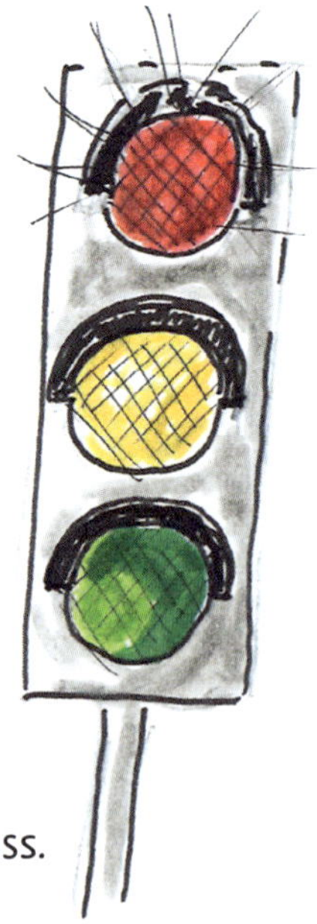

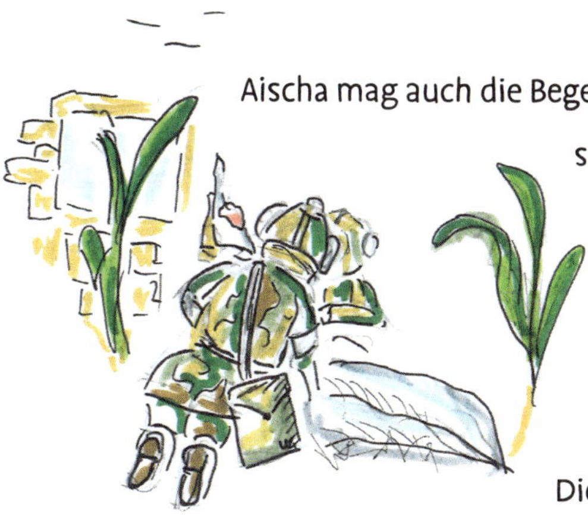

Aischa mag auch die Begegnung mit den Menschen, und dass sie mit ihnen und für sie arbeitet. Auch die große Verantwortung, die sie trägt, macht den Beruf interessant, sodass es nie langweilig und eintönig wird.

Die Ampel springt erneut auf Grün und weiter geht es. Bei den nächsten zwei Ampeln rutschen wir gerade so bei Gelb durch und können nicht sprechen. Kurz vor unserem Ziel müssen wir dann wieder halten und Aischa kann mir erklären, dass der Beruf nicht schlecht bezahlt wird und dass es Möglichkeiten gibt, sich fortzubilden – so wie Bert es tut. Auch die Aufstiegschancen innerhalb der Pflege sind gut und es ist möglich, im Ausland zu arbeiten, wenn man bereit ist, eine fremde Sprache zu lernen. Pflegefachleute sind überall gesucht. „Übrigens ist meine genaue Berufsbezeichnung „Pflegefachfrau““, sagt Aischa. „Früher nannte man uns auch Schwestern. Das war der Fall, als meine Mutter noch in diesem Bereich arbeitete. Der Grund liegt darin, dass sich früher oft Frauen aus den Klöstern um die Kranken kümmerten. Mittlerweile hat sich das geändert und die Bezeichnung von Pflegefachfrauen als Schwestern birgt Verwechslungsgefahr.“ Ich nicke, eigentlich finde ich die „Schwester“ und ggf. den „Bruder“ nicht so schlecht. Die Begriffe sind nicht so sperrig und zeigen, dass eigentlich alle Menschen Brüder und Schwestern

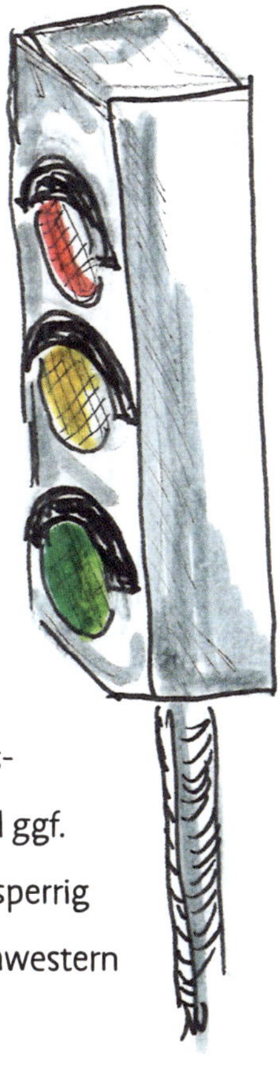

sind. Die Begriffe bedeuten Nähe und Vertrauen, was gerade in der Pflege wichtig ist.

Wir fahren weiter bis zum Krankenhaus, welches ich ja schon kenne. Auf dem Weg dorthin treffen wir auf keine weiteren Ampeln.

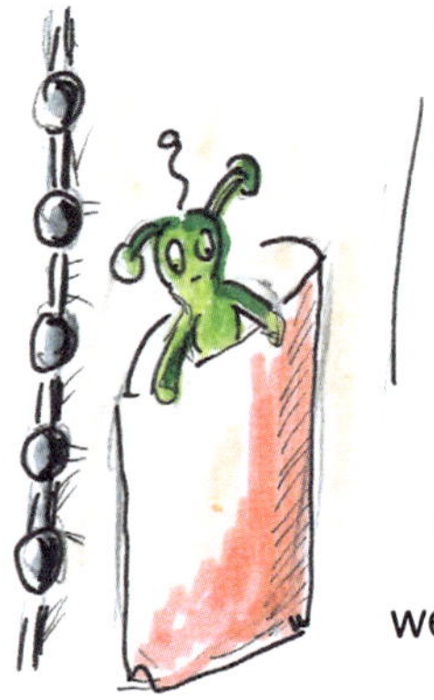

Natürlich werde ich wieder in eine der Kitteltaschen gestopft, dort kenne ich mich ja schon bestens aus. Aischas Kittel – blass himbeerfarben – ist auch sehr schön. Nun kann der Tag auf der Station losgehen.

Aischa arbeitet mit Menschen, die gerade frisch operiert worden sind. Diese Menschen müssen richtig versorgt werden. Aischa wechselt ihre Verbände, dosiert die Medikamente richtig und verabreicht sie. Zudem wäscht sie die Patientinnen und Patienten, wenn sie sich nicht bewegen können, reicht ihnen das Essen an und gibt ihnen zu trinken. Bei einer Nachuntersuchung bringt sie die Menschen in ihrem Bett oder manchmal auch mit einem Rollstuhl zu den Untersuchungen. Daneben gibt es regelmäßig Gespräche mit den Ärztinnen und Ärzten und den anderen Pflegefachleuten über den Krankheitsverlauf des jeweiligen Menschen.

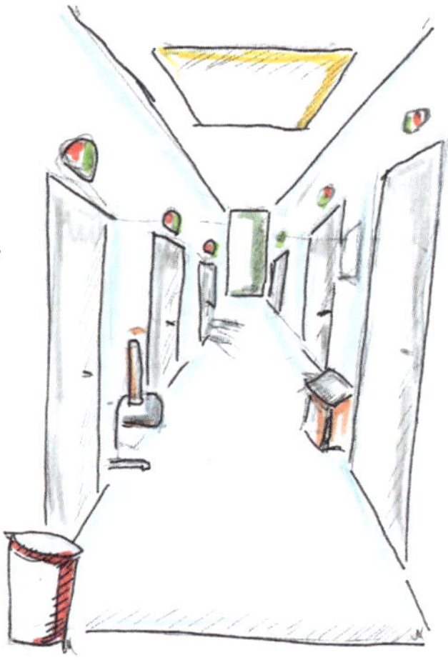

Wichtig ist auch, die Besonderheiten der Kranken zu kennen und Aspekte wie zum Beispiel Blutdruck und Fieber zu beachten. Diese Aufgaben gelten natürlich nicht nur für einen einzelnen Menschen, sondern für alle, die von Aischa betreut werden. Oft brauchen Patientinnen und

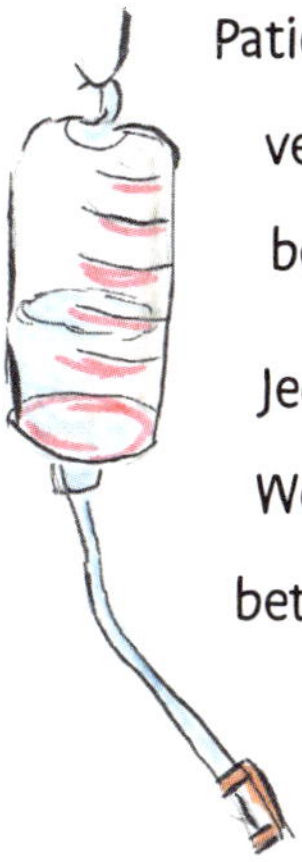

Patienten Unterstützung und bitten die Pflegefachleute um verschiedene Dinge – sei es für ein Getränk oder weil sie Hilfe benötigen beim Gang zur Toilette.

Jeder kranke Mensch im Krankenhaus hat einen Notruf am Bett. Wenn der gedrückt wird, leuchtet eine rote Lampe über dem betreffenden Zimmer auf, das Pflegepersonal im Stationszimmer wird informiert und macht sich sogleich auf den Weg.

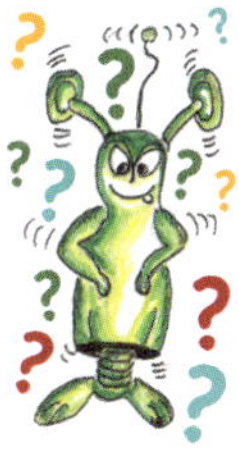

Frage 6: Was bedeutet ein rotes Licht über dem Krankenzimmer und was bedeutet wohl ein grünes Licht?

Die Auflösung findet ihr auf der letzten Seite.

Um alles im Blick zu behalten, sind viele der heutigen Krankenhäuser so angelegt, dass die sogenannten „Stationszimmer“ und die wichtigen anderen Räume zentral innerhalb der einzelnen Einheiten bzw. Stationen liegen.

Hier ist zum Beispiel ein Grundriss einer Station aufgezeichnet: Deutlich erkennbar sind die Krankenzimmer oben und unten im Bild. In der Mitte befindet sich hingegen das Stationszimmer mit Dienstplatz und Lagerraum.

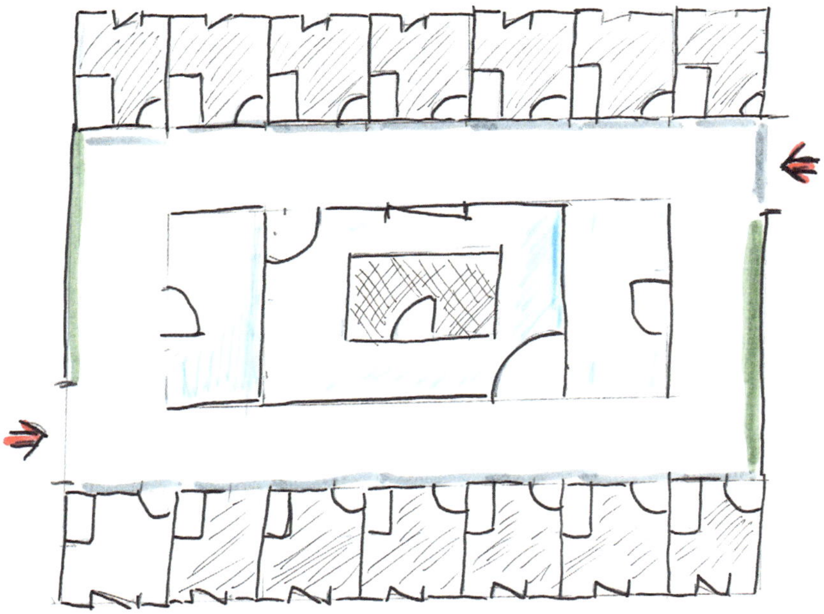

Derzeit werden ständig Pflegeschülerinnen und -schüler ausgebildet. Deswegen reserviert sich Aischa fast jeden Tag gegen Ende ihrer Arbeitszeit 30 Minuten, um Gespräche mit allen jungen Auszubildenden zu führen. Ihr ist es sehr wichtig, dass sich auch die Neuen im Team willkommen fühlen.

Manchmal kommt es vor, dass ein kranker Mensch die Brille vergessen oder nicht genügend Kleidung mitgenommen hat. Dann fragt Aischa bei den „Grünen Damen und Herren“ nach, ob sie ihr helfen könnten. Diese ehrenamtlichen Helferinnen und Helfer gibt es leider nicht mehr in allen Krankenhäusern.

Aischa und ihre Kolleginnen und Kollegen sehen ständig nach den kranken Menschen und überprüfen deren Gesundheitszustand und ob er sich ändert. All diese Beobachtungen werden entsprechend aufgeschrieben. Ihr seht also, wie wichtig und verantwortungsvoll die Aufgaben der Pflegenden sind.

Am Ende der Schicht erfolgt eine Übergabe, beziehungsweise Besprechung, damit die nachfolgenden Pflegekräfte wissen, auf welche Besonderheiten der kranken Menschen sie gezielt achten müssen.

Nach einem solchen Tag ist Aischa müde, aber auch stolz auf das, was sie geschafft hat.

Erklärung: „Grüne Damen und Herren“ haben nichts mit den grünen Männchen – wie ich eines bin – zu tun! Sie helfen den Kranken, besuchen sie und machen Besorgungen. Manchmal bringen sie den Menschen auch Kleider vorbei. Sie sind ehrenamtliche Mitarbeitende, werden also nicht bezahlt!

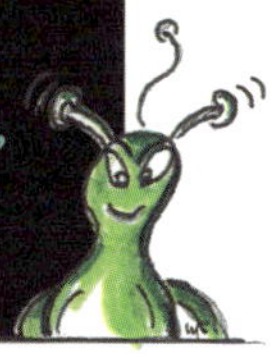

Teil: II
(Nachtdienst – oder die besondere Zeit)

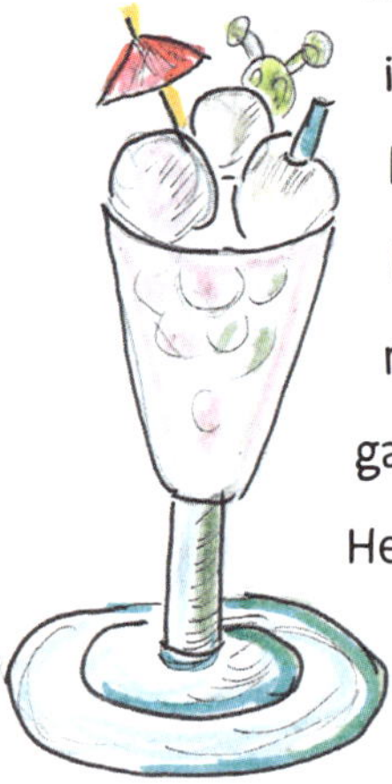

Nach Ende der Schicht schwingt sich Aischa wieder auf ihren Roller und wir fahren zurück zu meiner Unterkunft bei Svenja und Lukas. Auf dem Weg dorthin machen wir bei einer richtigen Eisdiele halt, und ich darf erstmals in meinem Leben ein Speiseeis genießen. Wow, das ist ja eine ganz besondere Sache! Das könnten wir ruhig auf meinem Heimatplaneten Yorgi einführen. Vielleicht eröffne ich dort die erste „Weltraum-Eisdiele" mit einer ganz besonderen Geschmackssorte im Angebot: dem „Planeten-Eis". Das wäre doch super!

Aber darum hat mich Aischa nicht zum Eisessen eingeladen, sondern sie möchte mir von einem ganz besonderen Dienst im Krankenhaus erzählen, nämlich dem Nachtdienst. Wie zuvor schon erwähnt, müssen die Menschen rund um die Uhr versorgt werden, auch während der Nacht.

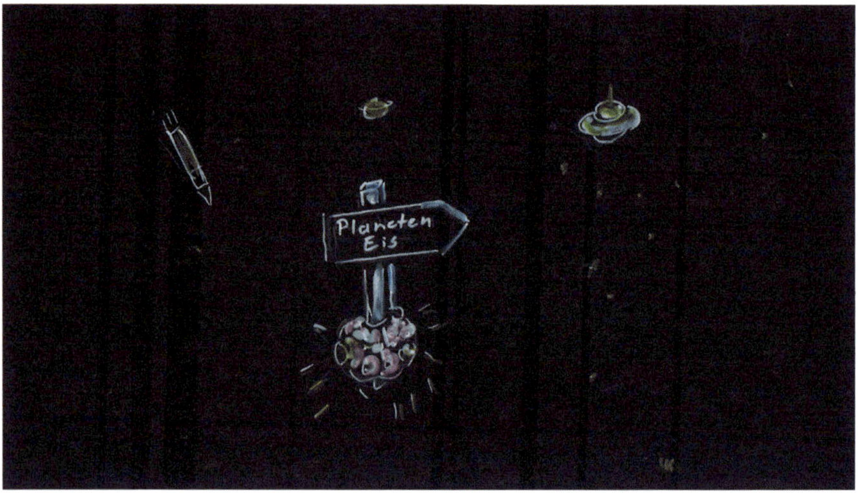

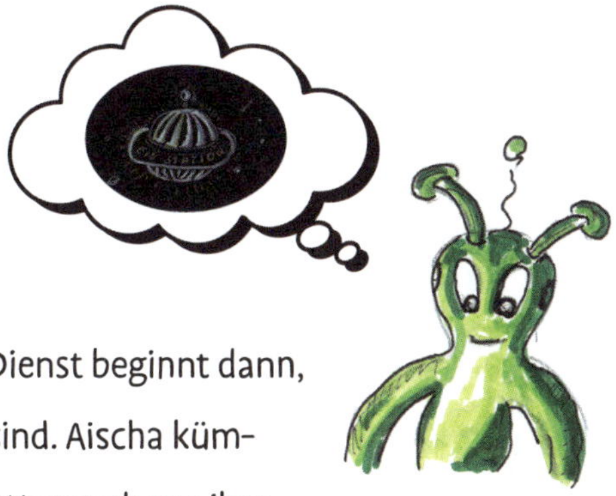

Aischa übernimmt manchmal den Nachtdienst. Während dieser Schicht ist sie für 30 Patientinnen und Patienten verantwortlich. Ihr Dienst beginnt dann, wenn andere bereits am Schlafen sind. Aischa kümmert sich gemeinsam mit ihrer Mutter auch um ihre alte Oma. Da passt es ihr gut, wenn sie tagsüber etwas Zeit hat.

Abends „bekommt sie eine Übergabe". Das ist ein kurzer Bericht über alle kranken Menschen auf der Station. Danach wird es ruhig. Sie geht noch einmal durch alle Zimmer und wünscht eine gute Nacht – manche der Patientinnen und Patienten schlafen schon. Aischa löscht nun alle Lichter und auf dem Flur wird es dunkel.

Eintrag für das elektronische Logbuch:

Merke dir:
Infusionen sind Flüssigkeiten in Flaschen, die, wenn sie verabreicht werden, direkt ins Blutsystem gelangen.

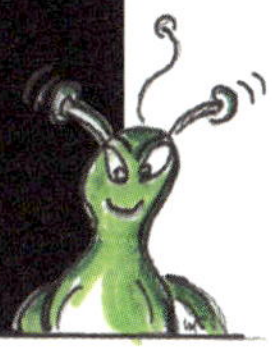

Immer wieder dreht sie leise Runden durch die Zimmer. Bei einigen Menschen muss sie den Blutdruck, den Puls oder das Fieber messen, die Infusionsflaschen kontrollieren oder Medikamente verabreichen. Manchmal schellen die Kranken, wenn sie Hilfe brauchen, etwa beim Toilettengang. Andere können nicht schlafen.

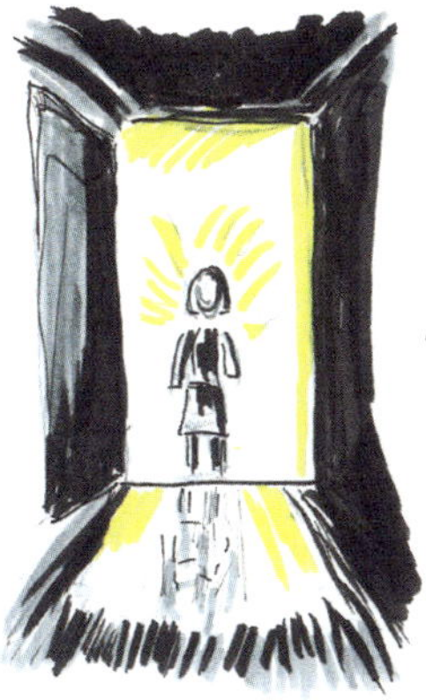

Auch wenn die Kranken sich viele Sorgen machen, brauchen sie Aischa. Sie hört ihnen zu und versucht, sie zu ermutigen. Sie erkennt manche Patientinnen und Patienten bereits an ihrem Gang und ihren Geräuschen: Herr Schütze schlurft, Frau Krause hustet und Frau Rose klopft mit dem Gehstock. Jede Nacht um zwei Uhr wacht Frau Weyer auf, schellt und weint – wenn Aischa ihr jedoch ein paar Minuten die Hand hält, schläft sie wieder ein. Während der Nachtschicht guckt Aischa manchmal aus dem Fenster und sieht ihre Kollegin, welche im gegenüberliegenden Haus arbeitet. Die beiden winken sich zu und verabreden sich für ein Treffen nach ihrer Schicht. Aischa freut sich darauf.

Es kann ganz schön unheimlich sein im Krankenhaus, zum Beispiel, wenn Aischa unbekannte Geräusche hört – sei es ein Knacken in den Leitungen, der Wind, der um das Haus pfeift, oder komische Geräusche des Lifts. Ganz unbegründet sind die Ängste nicht: Es gab bereits Warnungen von der Zentrale wegen Dieben und das, obwohl die Türen eigentlich abgeschlossen sind. Aischa zuckt immer zusammen, wenn das Telefon schrillt, weil das meist die Aufnahme einer neuen Patientin oder eines neuen Patienten bedeutet.

Letzten Monat hatte Aischa ein komisches Gefühl wegen der Patientin Laumann, obwohl sie eine Stunde vorher ihre Runde gemacht hatte. Frau Laumann bekam kaum Luft und fasste sich an die Brust, sie hatte große Schmerzen. Aischa musste entscheiden, was zu tun war. Sie rief den diensthabenden Arzt zu sich und sie verlegten die Patientin auf die Intensivstation. Frau Laumann hatte wohl ein Blutgerinnsel in der Lunge (Embolie), das bedeutet, ein Blutgefäß war verstopft. Sie konnte aber rasch mit Medikamenten behandelt werden. Ihr Zustand verbesserte sich zum

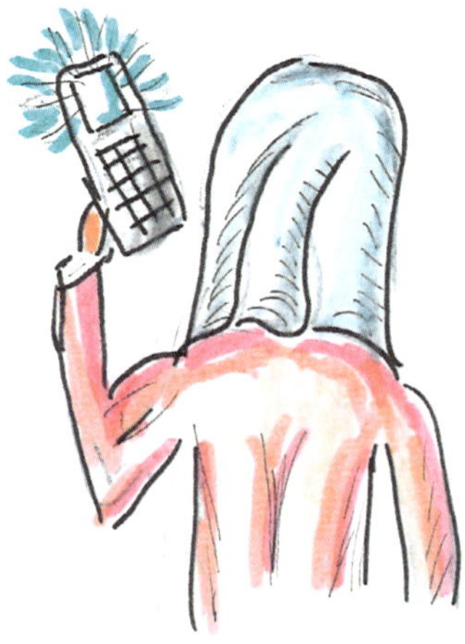

Glück und nach zwei Wochen konnte sie in eine Rehabilitations-Klinik verlegt werden.

Um zwei Uhr nachts bereitet Aischa sich eine kleine Mahlzeit zu. Oft stellen ihr die Kolleginnen und Kollegen von der Tagschicht ein kleines Geschenk hin. Aischa ist immer froh, wenn einige Stunden später das Morgenlicht in die Zimmer scheint.

Die Nacht wird auch eingeteilt durch kleine Aufgaben, die am Tag nicht erledigt werden konnten: Beispielsweise das Auffüllen von Material und die Vorbereitung von Medikamenten.

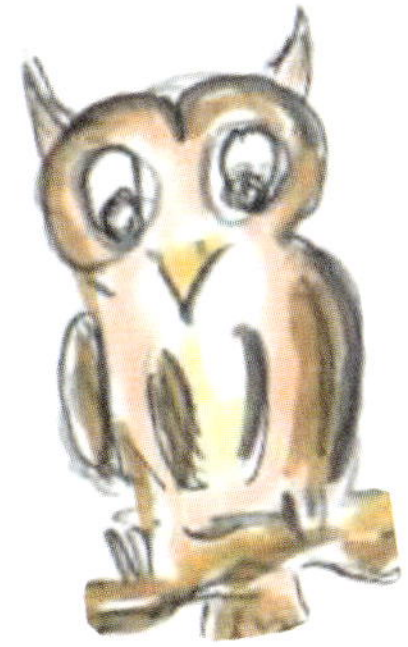

Manchmal ist es schwierig, am Tag nach dem Dienst genügend Schlaf zu bekommen. Besonders zu Beginn war es anstrengend. Inzwischen hat sich Aischa jedoch zu einer Nachteule entwickelt und sich daran gewöhnt.

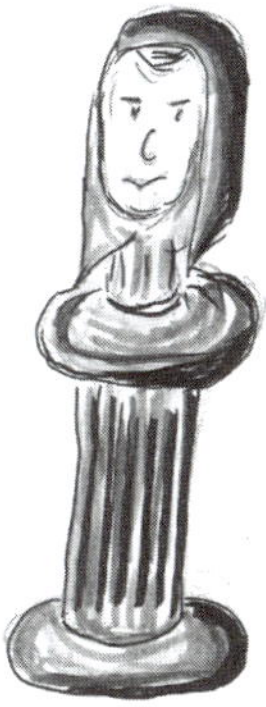

Vor einiger Zeit wurde Aischa als Heldin gefeiert: Die Pflegedirektorin hat sich bei ihr mit einem Präsentkorb bedankt. Eigentlich hätte sie eine Woche Urlaub gehabt, aber plötzlich ist die nachfolgende Kollegin krank geworden und ein Ersatz konnte nicht gefunden werden. Daraufhin ist Aischa kurzerhand in den Dienst eingesprungen. Es kommt selten vor, dass Pflegende plötzlich krank werden – alle wissen ja, dass die Patientinnen und Patienten versorgt werden müssen. Manchmal könnte man meinen, dass die Pflegenden über geheime Widerstandskräfte verfügen – obwohl sie ständig mit Schwerkranken zu tun haben.

Es kommt häufig vor, dass nachts etwas Aufregendes passiert. Zum Beispiel, wenn ein kranker Mensch mitten in der Nacht aufgenommen werden muss. Für solche Fälle gibt es die „freien Betten", welche abends der Notaufnahme gemeldet werden. Vor ein paar Tagen war nachts eine große Aufregung. Eine Neuaufnahme, Patient Fuhrmann, 80 Jahre alt und sehr vergesslich, war plötzlich verschwunden. Er war spätnachmittags mit Oberbauchschmerzen eingeliefert worden. Aischa hatte überall gesucht, alle Räume kontrolliert, sogar das Badezimmer. Einmal hatte sich ein Patient zum Schlafen in die Wanne gelegt, aber Herr Fuhrmann hielt sich auch dort nicht auf. Als nächsten Schritt verständigte Aischa die Hauptnachtwache, weil dort eine Kollegin arbeitete, die ihr zusätzlich helfen konnte. Wieder schauten beide an allen möglichen Orten nach. Die Pflegenden sorgen sich immer, dass Patientinnen oder Patienten sich verirren.

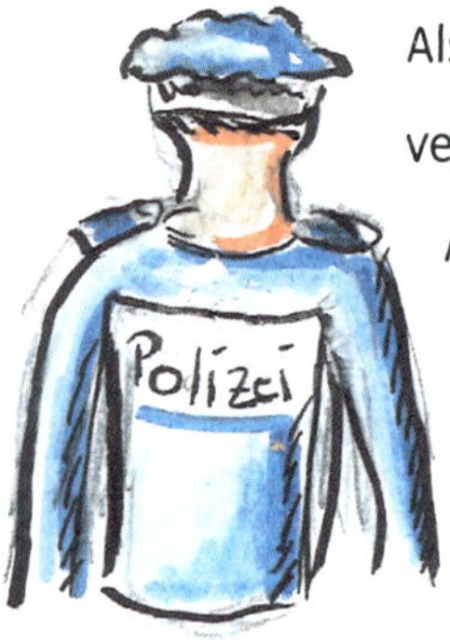

Als Herr Fuhrmann immer noch nicht aufgetaucht war, verständigte Aischa die diensthabende Ärztin und die Angehörigen. Schließlich wurde auch die Polizei eingeschaltet. Diese kontrollierte daraufhin, ob jemand im Schlafanzug um die Klinik lief. Am nächsten Morgen wurde schließlich alles aufgeklärt, Herr Fuhrmann lag eng angeschmiegt bei einem anderen Patienten im Bett. Er hatte sich in der Zimmertür geirrt und beiden war nichts aufgefallen. So ist alles glücklich ausgegangen.

Aischa hat sich an den Nachtdienst gewöhnt. Zwar arbeitet sie da oft allein, aber sie gehört trotzdem zum ganzen Team der Station.

Eintrag für das elektronische Logbuch:

Merke dir:

Die Nummer der Polizei ist:

110

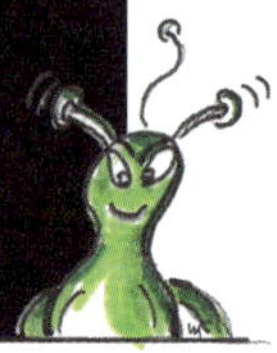

Teil: III
(Auf der Kinderstation ist immer etwas los.)

Ratet mal, wer mich am folgenden Tag abholt, um mir Einblicke in einen ganz besonderen Dienst zu gewähren: Ali, den kenne ich ja schon von der rasanten Krankenwagenfahrt.

Hier arbeitet ein kunterbuntes Team: Kinderkrankenpflegeleute, ein Stationssekretär, eine Ärztin und ein Arzt. Gemeinsam stammen sie aus acht verschiedenen Ländern.

Die Station heißt „Kobold" und tatsächlich ist überall an den Wänden ein freundlicher Kobold aufgemalt.

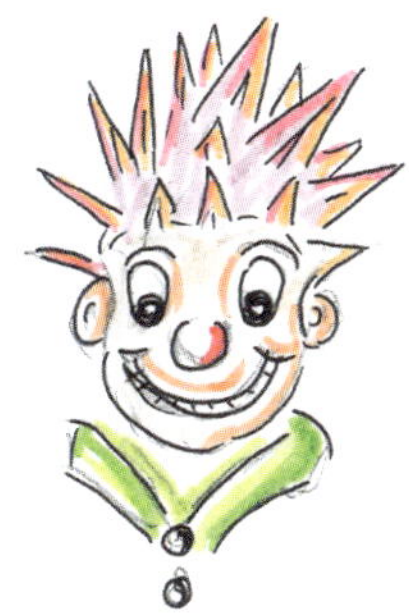

Es werden zurzeit 24 Kinder versorgt: Sie leiden unter Knochenbrüchen, haben Hüftoperationen hinter sich oder mussten sich einer Blinddarm- oder Mandelentfernung unterziehen. Meistens sind die Kinder in Mehrbettzimmern untergebracht, bei den ganz Kleinen ist oft ein Elternteil mit dabei.

Wie in allen Pflegeteams sind Gruppensitzungen wichtig, um Informationen auszutauschen. Zwischen jeder Schicht gibt es „Übergaben", da werden die einzelnen Patientinnen und Patienten besprochen, aber das kennen wir ja schon. Daneben gibt es Besprechungen und Fortbildungen. Alle drei Monate geht das Team gemeinsam in ein Restaurant, dann werden auch die Geburtstage der Teammitglieder gefeiert.

Ali ist Pfleger und wollte eigentlich nicht unbedingt auf einer Kinderstation arbeiten. Alle sagen, er hat wundersame Fähigkeiten und spürt Veränderungen schon früh. Neulich hat er im Spätdienst rechtzeitig eine Nachblutung bei der fünfjährigen Leonie nach einer Mandeloperation bemerkt.

Die sofort herbeigerufene Ärztin konnte die Blutung rechtzeitig stillen. Eine Mandeloperation hat leckere Vorteile, nämlich dass die Kinder danach bergeweise Speiseeis essen dürfen – das wirkt sich gut auf die wunden Stellen im Hals aus.

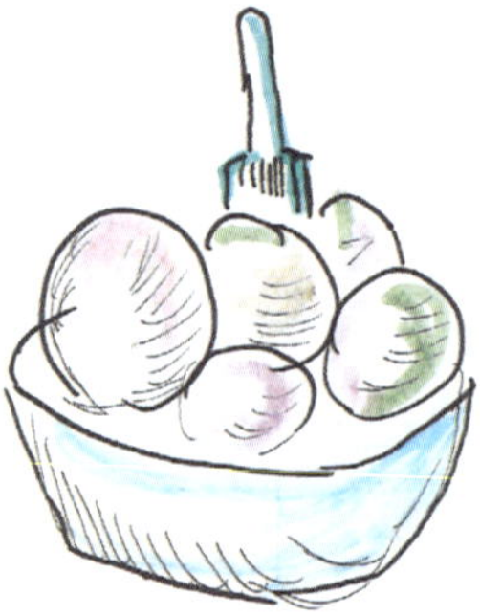

Ali hat sich selbst kleine Zaubertricks für seine Schützlinge beigebracht, damit kann er die Kinder manchmal von schmerzhaften oder unangenehmen Behandlungen, zum Beispiel beim Pflasterwechsel, ablenken. Seine Kunststücke sind oft so gut, dass er damit glatt im Zirkus oder Fernsehen auftreten könnte.

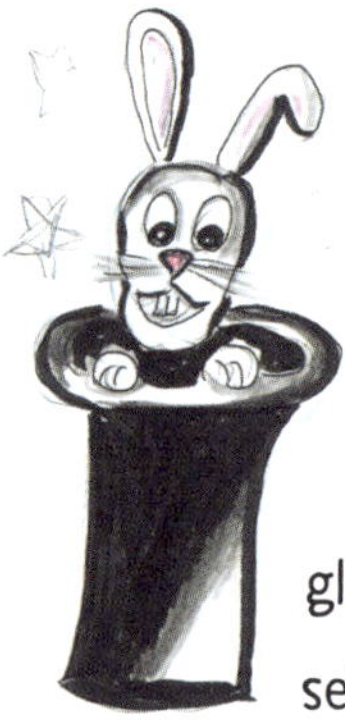

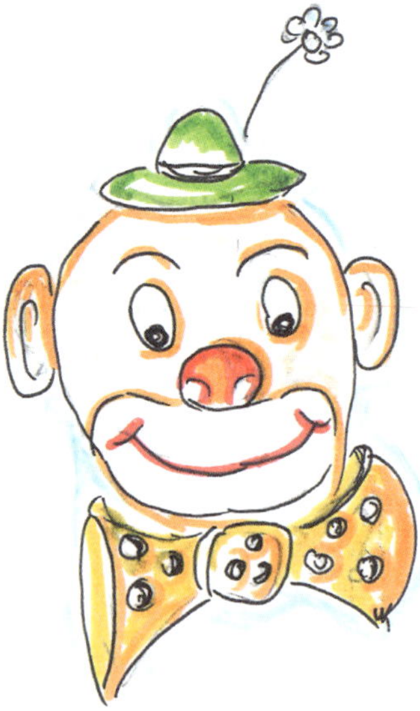

Hier einer von Alis Zaubertricks:
Es werden drei Münzen (z. B. 10-, 20- und 50-Cent-Stücke) auf einen Tisch gelegt. Der Zauberer fordert eines der Kinder auf, sich eine Münze auszusuchen, diese dann in der Hand zu behalten und sich drei Minuten fest darauf zu konzentrieren. Der Zauberer dreht sich um. Das Kind sucht die Münze aus, hält sie in der Hand und konzentriert sich darauf. Nach drei Minuten wird die Münze zwischen die anderen gelegt. Der Zauber erkennt, welche Münze das Kind ausgesucht hat. Kein Wunder, die ausgesuchte Münze in der Hand des Kindes ist vom Festhalten warm geworden, die anderen nicht!

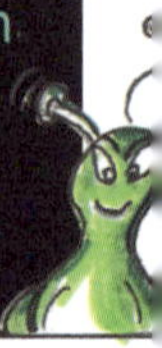

Ali arbeitet gern mit Ben zusammen, der ist auch Kinderkrankenpfleger und hat eine Zusatzausbildung als Klinikclown gemacht. Zusammen machen sie Blödsinn und reißen Witze, bis die kranken Kinder laut lachen. Gerade holt Ben wieder die rote Clown-Nase aus seiner Kitteltasche – was für ein Glück, dass ich in Bens Tasche bin, sonst wäre ich auf seiner Nase gelandet. Bei dem kleinen Mirko soll der Wundverband am Unterschenkel erneuert werden, deswegen wollen Ben und Ali ihn etwas aufheitern.

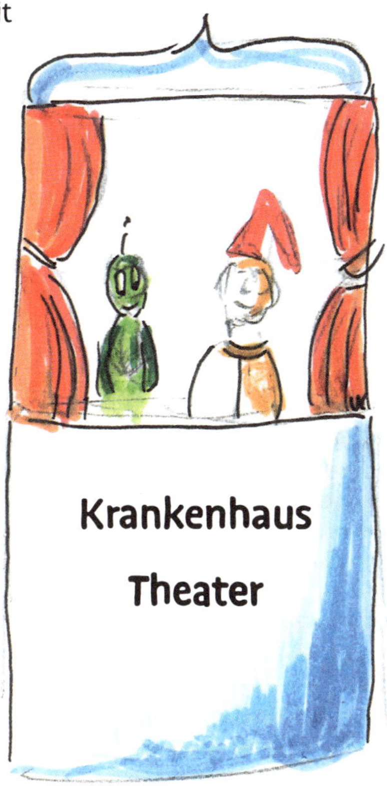

Außerdem führen Ben und Ali in ihrer Freizeit „Erste-Hilfe-Kurse" für Kinder an Schulen durch. Die Grundschulkinder stellen viele Fragen und kommen sich wichtig vor, lernen dabei aber auch sehr viel. Ben hat in der letzten Schulung versprochen, dass sich die Schulkinder mal die Kinderstation ansehen dürfen.

Auf der Kinderstation gibt es einen Wagen mit vielen Spielideen, um die Kinder zu beschäftigen, auch die Pflegeleute helfen dabei. Tagsüber halten sich die Kinder zudem im Spiel- und im Schulzimmer auf. Es gibt etwa ein Kasperle-Theater, in dem Stücke gezeigt werden, die im Krankenhaus spielen. Es gibt sogar Pflegende und Ärztinnen und Ärzte als Kasperlepuppen. Ich habe nur kurz mal mitgespielt und mich zwischen die Puppen gestellt – nur die Kinder haben zugeschaut – aber bitte nicht Ali verraten!

Fatma, die beste Freundin von Aischa, ist eine türkische Kinderkrankenschwester und hat viel Erfahrung, sie hat selbst zwei Kinder und leitet einen Gesprächskreis für türkische Eltern. Dabei geht es darum, wie die Pflege zuhause weitergehen kann.

Wenn Ali und Ben zusammen Dienst haben, lassen sie sich manchmal lustige Sachen einfallen. Letzte Woche haben sie auf dem Flur ein Rennen mit zwei Kindern im Rollstuhl veranstaltet – tja, gewonnen hat so richtig keiner. Einer dieser Jungen soll jetzt wieder mit Krücken Laufen lernen. Die Krankengymnastin hat ihm gezeigt, wie das „Gehen“ soll. Mehrmals am Tag soll Mustafa nun aufstehen und üben. Ali geht dabei neben ihm her, und sie laufen von Zimmer zu Zimmer und gucken sich die Wandbilder an.

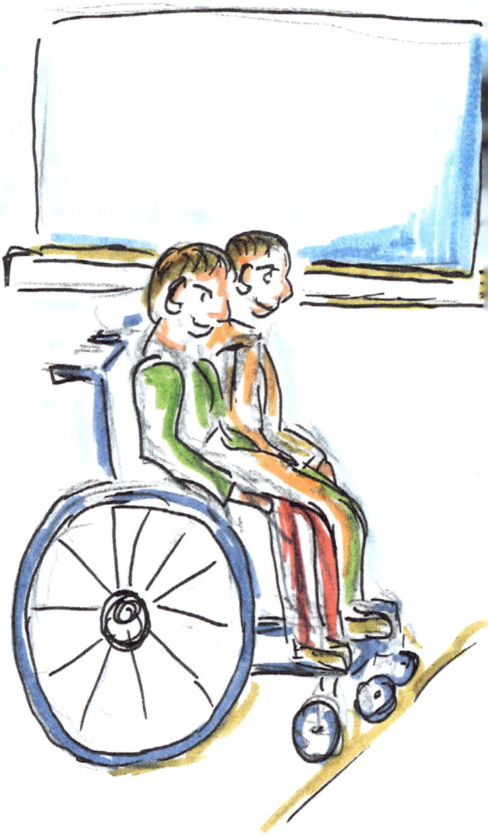

In einem Zimmer liegt Roland, er ist gestern operiert worden. Gleich soll er aufstehen, weil seine jüngere Schwester zu Besuch kommt. Obwohl Ali ihm zuschaut, hat sich Roland so schnell aus dem Bett bewegt, dass Ali es fast nicht mitbekommen hätte. Roland will seiner Schwester gegenüber mutig sein und verstecken, dass er Mühe hat beim Aufstehen.

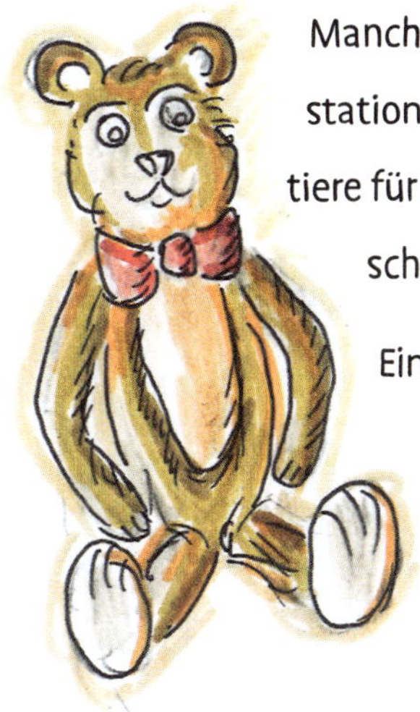

Manchmal gibt es auch Probleme auf der Kinderkrankenstation. Vor einigen Wochen haben Eltern 50 (!) Kuscheltiere für die kleine Tochter mitgebracht – so was geht nicht, schon allein aus Platzgründen.

Ein andermal stellte ein Massenbesuch Probleme dar – Eine ganze Schulklasse ist aufgetaucht, um ihren Schulkameraden zu besuchen. Eine solche Menge an Kindern in einem Zimmer ist etwas viel.

Meistens verläuft aber alles freundlich und ruhig. Nach diesem tollen Tag bin ich nun wirklich müde und freue mich auf meine Schlafkoje.

7. Svenja, stets auf Achse – Pflegedienst für zuhause.

Bevor ich mich zum Schlafen hinlegen kann, muss ich doch noch nach meinem Raumschiff sehen – es muss ja repariert werden. Als ich bei der fliegenden Untertasse ankomme, sehe ich, dass jemand mir offensichtlich dabei geholfen hat. Wahrscheinlich ist es Lukas gewesen! Bis auf ein paar Beulen sieht 0816 wieder ganz manierlich aus. Auch das Logbuch funktioniert wieder. Ich kann also eintragen:

Elektronisches Logbuch der Fliegenden Untertasse: 0816
und was davon noch übrig ist
Pilot: Logi
Mission: Expedition Erde – Suche und Erforschung
der Pflege bei Erdlingen
Eintrag: Mission erfolgreich * umfangreiche Daten-Sammlung ***
0816 zum großen Teil wieder intakt *** Ende!**

Prompt kommt eine Nachricht aus der Zentrale:

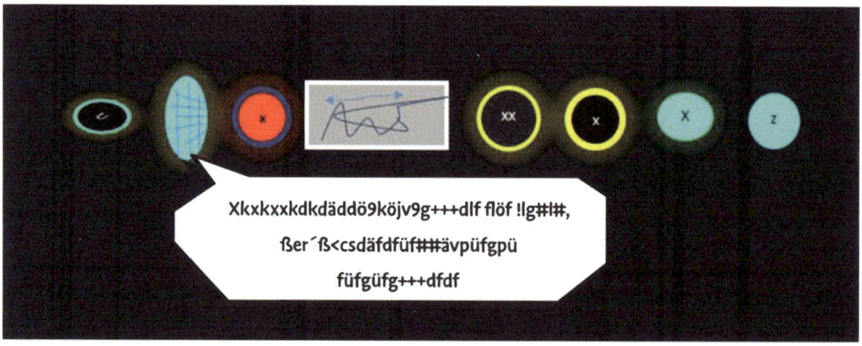

Logi!!!??? Gibt es Sie wirklich noch? Wir dachten, wir hätten Sie für immer verloren!!!
Bitte melden Sie sich!!!

Natürlich gibt es mich noch! Ich war vorsichtig mit der Übergabe von Informationen an die Zentrale. Man soll nicht immer gleich alle Erkenntnisse auf den Tisch legen. Ich berichte der Zentrale, dass ich trotz der Beschädigung von 0816 eine erfolgreiche Erkundigung durchführe; ich würde aber noch einige Zeit brauchen, um genügend Daten zu sammeln. Ich bekomme das „Ok" und die Zentrale fragt mich, ob sie mir eine Hilfssonde schicken sollen. Ich lehne dankend ab. Wie gerne würde ich hier auf der Erde bleiben. Ich muss aber sogleich an die Yorgis denken, die in der Sternen-Allianz verteilt wohnen, ihnen möchte ich doch auch helfen (inkl. dem Koordinator A. M). Ich darf daher nicht egoistisch sein und nur an mich denken. Ich erschrecke mich. Was habe ich da gerade gemacht? Ich habe wie ein Mensch gedacht, der sich um andere Sorgen macht! Wow, wie schön, dann habe ich doch schon einiges in der kurzen Zeit gelernt.

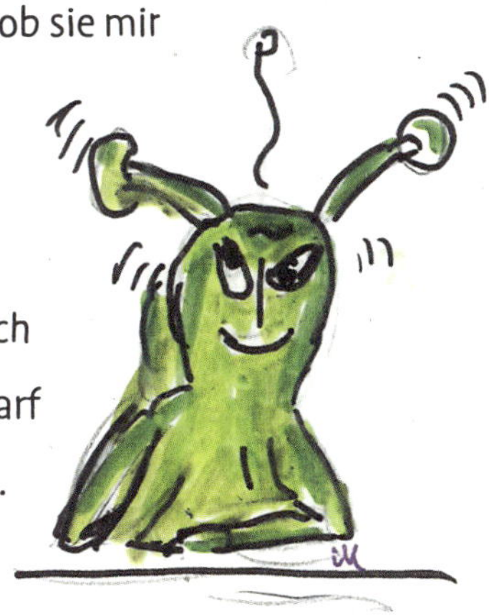

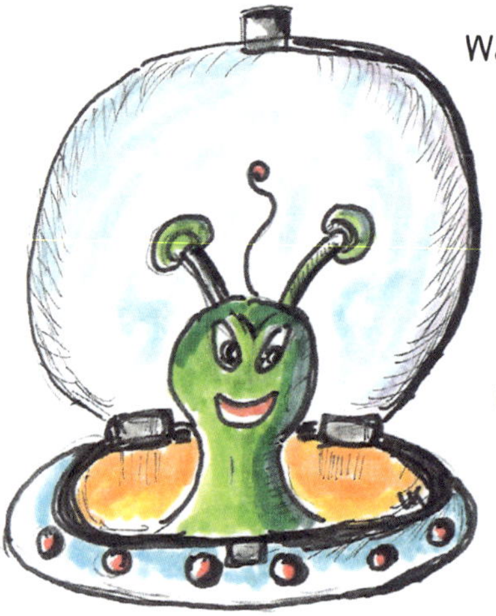

Während ich an der fliegenden Unterasse herumwerkle, denke ich an die Menschen im Krankenhaus. Es ist toll, wenn sie wieder gesund werden, aber was passiert mit denen, die zu Hause dauerhaft betreut werden müssen? Oder den Menschen, denen es so schlecht geht, dass nicht einmal die Betreuung zuhause ausreicht. Ich erinnere mich, dass Svenja und Lukas von einem „ambulanten Pflegedienst" gesprochen haben und von der Pflege in einem Heim. In den nächsten Tagen würde ich die beiden entsprechend begleiten.

Aber jetzt muss ich erst einmal an meiner Untertasse weiterschrauben. Irgendwie habe ich wohl die Drähte in meinem Raumschiff falsch verbunden und aus meiner Sitzheizung ist eine Fußbodenheizung geworden. Das ist sehr unangenehm. Eine freundliche Stimme aus dem Bordcomputer sagt mir nun:

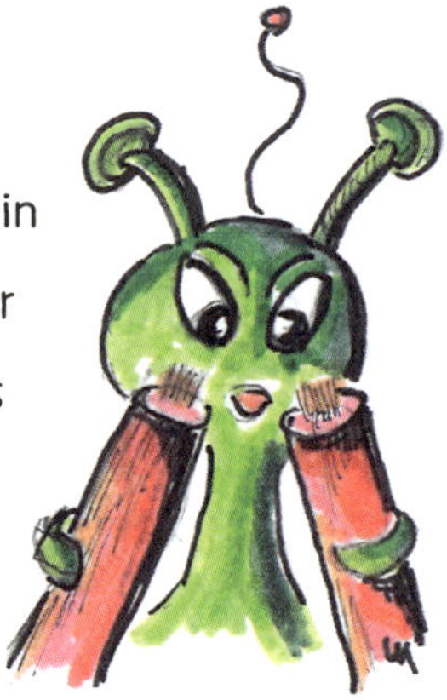

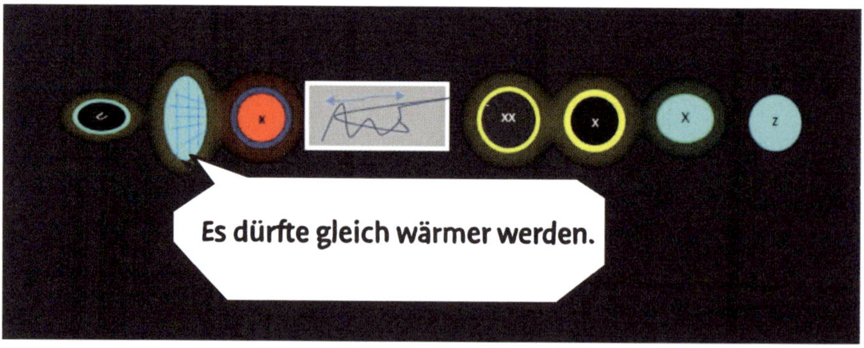

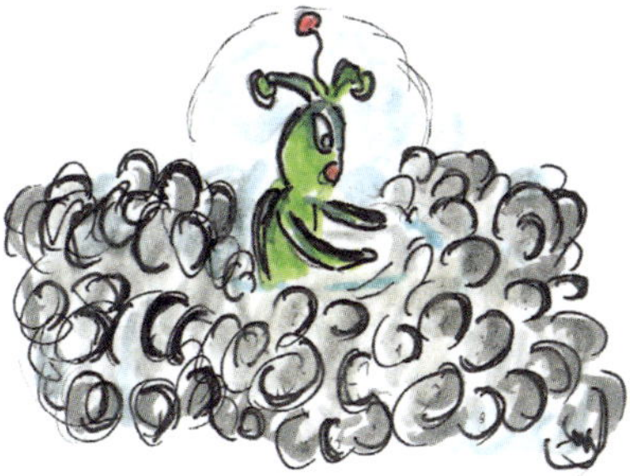

Mir qualmen schon bald die Füße.

Bei dieser unsinnigen Energieverschwendung muss ich schnell etwas unternehmen, um den Vorgang wieder rückgängig zu machen. Schnell drücke ich auf den roten Knopf für „Reset". Es klappt! Der Rauch verschwindet langsam.

Als ich am nächsten Morgen aufwache, wird mir bewusst, dass es bereits der vorletzte Tag ist, den ich auf diesem Planeten verbringen werde. Svenja nimmt mich in ihrem kleinen Auto mit zu den Menschen, die sie in ihren eigenen Wohnungen regelmäßig betreut.

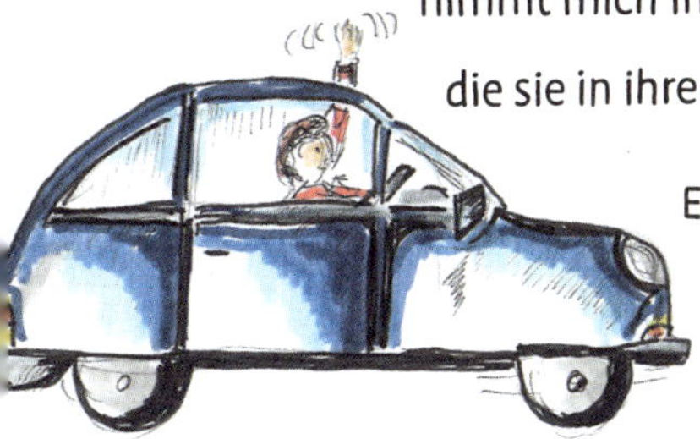

Einige der hilfsbedürftigen Menschen – und das sind nicht nur alte Leute – leben allein. Manchmal bekommen diese Menschen nur einmal täglich Besuch, den Rest des Tages verbringen sie dann allein – ist das nicht traurig? Svenja ist in solchen Fällen womöglich der einzige Mensch, den sie am Tag zu sehen bekommen und der sie ab und zu in den Arm nimmt. Wie würde ich mich wohl fühlen, wenn ich keinen Kontakt zu anderen hätte? Ich glaube, ich wäre sehr, sehr einsam, stelle ich fest. Schlimm ist das!

„Einige Menschen können sich ihr Essen selbst zubereiten, andere bekommen Mahlzeiten ins Haus geliefert, das nennt man Essen auf Rädern", erklärt mir Svenja. Aber das ist auch kein Hilfsmittel gegen die Einsamkeit!

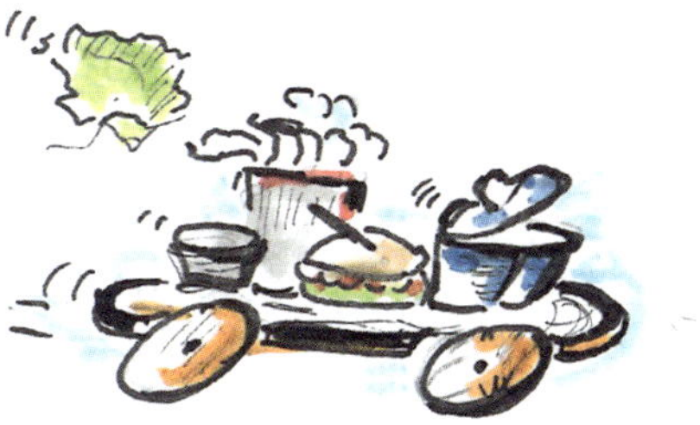

Unabhängig von der Lebenssituation ist es sehr wichtig, die Bewegung der Menschen zu fördern und zu erhalten, so dass sie sich in ihrer Wohnung und eventuell auch draußen frei bewegen können. Viele von ihnen benutzen dafür einen Rollator:

Eintrag für das elektronische Logbuch:

Merke dir:
Ein Rollator ist eine Gehhilfe, die durch Räder fahr- und lenkbar ist und mit einem Gestänge ausgestattet ist, sodass man darauf auch sitzen kann.

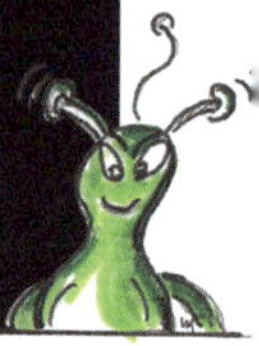

Neben dem Rollator gibt es natürlich auch weitere technische Hilfen, die den Menschen das Leben erleichtern können. Haltegriffe oder Abstützmöglichkeiten können an verschiedenen Stellen in der Wohnung angebracht werden, zum Beispiel im Badezimmer. Es werden Duschen ohne Rand angefertigt, damit die hilfebedürftigen Menschen nicht über einen Wannenrand steigen müssen. Manchmal wird auch ein sogenannter „Wannenlifter“ genutzt, das ist ein Sitzstuhl in der Badewanne, welcher hoch und runter gefahren werden kann. Natürlich platscht das auch ganz schön.

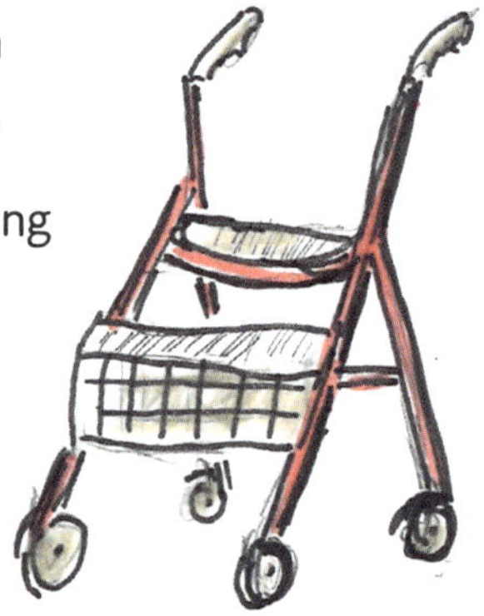

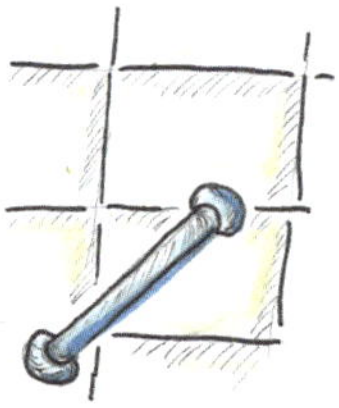

Svenja muss sich auf jeden Menschen, den sie betreut, persönlich einstellen. Deswegen hält sie einen Moment inne, bevor sie klingelt, atmet tief durch und

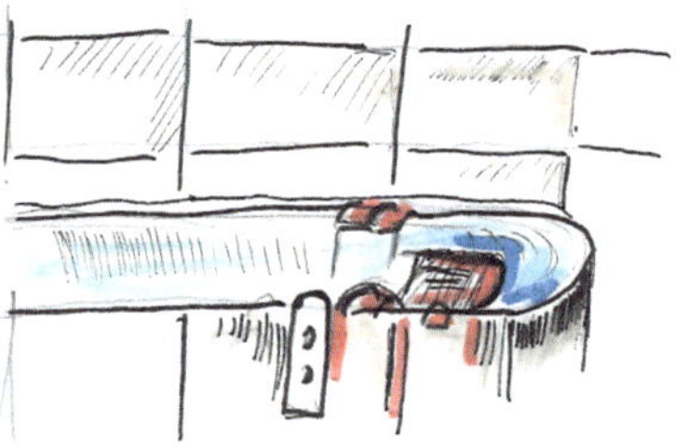

stellt sich die Person vor. Bei den alleinlebenden Menschen hat Svenja immer die Hausschlüssel dabei, damit die Personen nicht zur Tür müssen, um sie hereinzulassen. Einige können nämlich nicht mehr aufstehen. Insgesamt besitzt Svenja ein dickes Schlüsselbund mit Namensschildern all ihrer Patientinnen und Patienten. Die Schlüssel sehen alle ganz unterschiedlich aus.

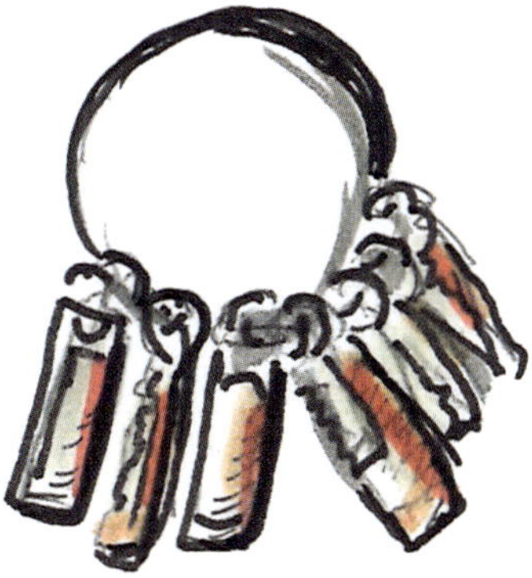

Wenn Svenja das Haus betritt, rufen die Pflegebedürftigen oft schon nach ihr und freuen sich, versorgt zu werden. Das kann ich mir gut vorstellen!

Morgens gegen 7 Uhr fährt Svenja immer zunächst zu Frau Hütermann. Oft steht ein freundlicher Polizist auf der Straße. Er grüßt und weiß, dass Svenja dringend zu einer Patientin muss und manchmal nicht ganz richtig parkt, aber er macht ein Auge zu. Auf dem Auto steht zudem groß „Ambulanter Pflegedienst".

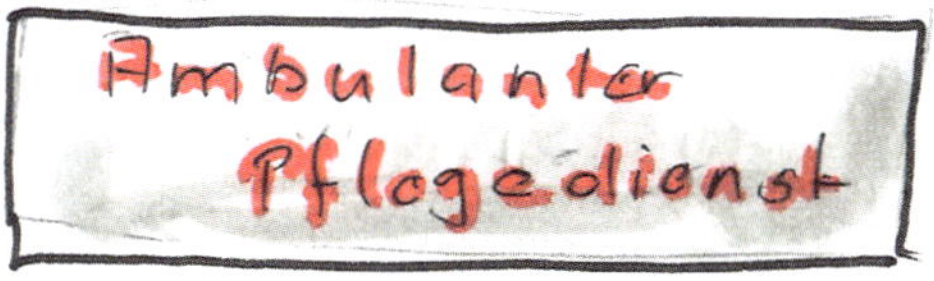

Vor vier Wochen hatte Svenja Frau Hütermann ganz schwach vorgefunden. Sie lag auf dem Boden, weinend und sehr durstig. Sie ist 88 Jahre alt und wohnt allein. Am Morgen des Vortags war es ihr noch gut gegangen, dann bekam sie einen schlimmen Durchfall. Svenja half Frau Hütermann ins Bett, gab ihr etwas zu trinken und rief sofort den Hausarzt an. „Mit Blaulicht und Rettungswagen" wurde sie für vier Tage ins Krankenhaus eingewiesen. Frau Hütermann ist überzeugt, dass Svenja ihr das Leben gerettet hat. Sie hat sich bei ihr bedankt mit

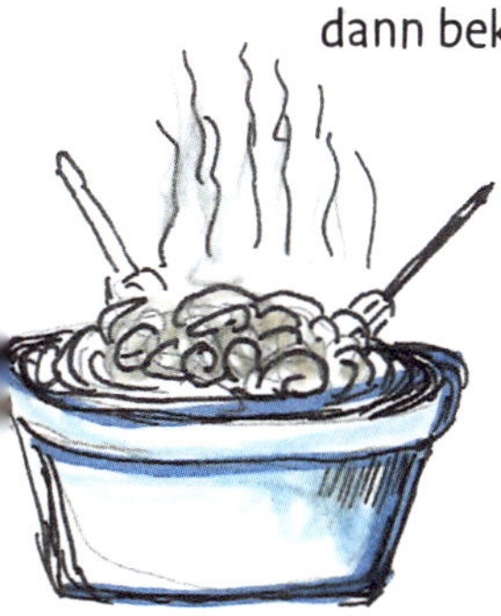

einem Gutschein für einen Restaurantbesuch – ihr Enkel ist dort Koch. Svenja hat den Gutschein sogleich genutzt und mit ihrem Freund eine Riesenportion Spaghetti Carbonara gegessen. Für meinen Geschmack ist das fast so gut wie Pizza.

Inzwischen hat sich Frau Hütermann wieder erholt und freut sich, Svenja zu sehen. Zunächst werden ihr ganz enge „Gummistrümpfe" angezogen, das ist anstrengend und dauert einige Minuten. Wenn Menschen sich wenig bewegen, ersetzen die Strümpfe praktisch die Muskeln und unterstützen den Blutkreislauf. Abends kommt jemand und zieht die Strümpfe wieder aus.

Danach gehen die beiden ins Badezimmer zur Morgenversorgung. Dazu gehört Waschen, Zähneputzen und Kämmen. Svenja kennt den Ablauf bei Frau Hütermann bis ins kleinste Detail. Am Ende schlägt Svenja Frau Hütermann vor, ein Notrufarmband anzuschaffen. Für alleinlebende Menschen ist ein solches Armband gut, wenn sie plötzlich Hilfe brauchen und niemand bei ihnen ist. Beide wollen sich das mal anschauen...

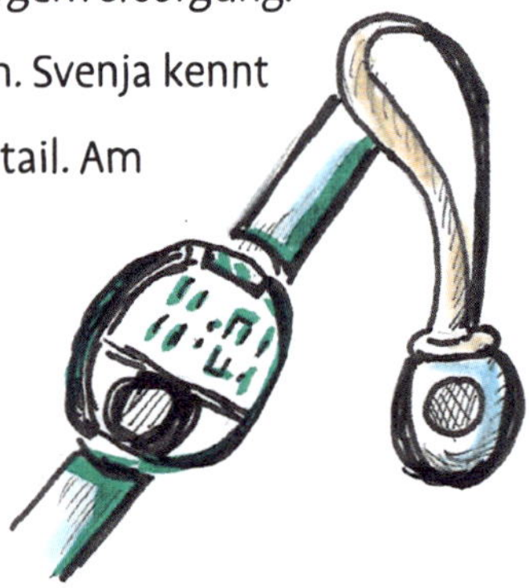

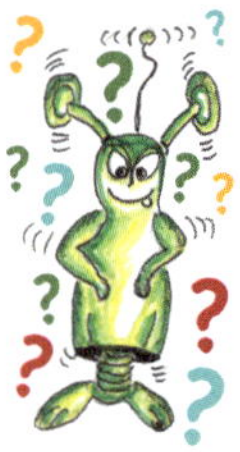

Frage 7: Was glaubst Du: Wozu braucht es ein Notrufarmband?

Die Auflösung findet ihr wie immer auf der letzten Seite.

Nachdem Svenjas Aufgaben bei Frau Hütermann erledigt sind, stehen zwei Kurzbesuche auf dem Plan. Bei solchen muss sie verschiedene Körperwerte kontrollieren bzw. messen und eine Spritze geben – danach können die Patientinnen und Patienten frühstücken.

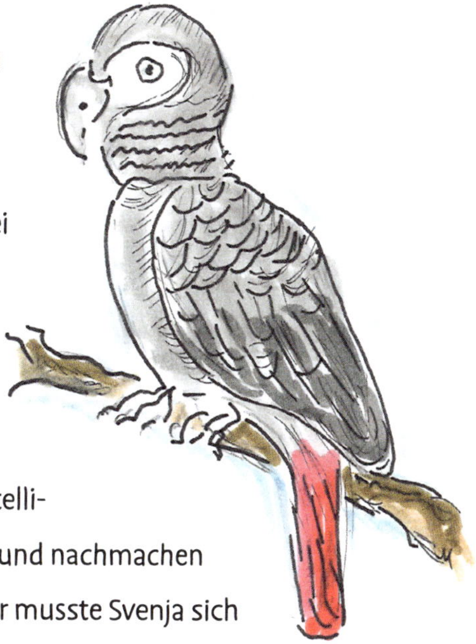

Dann geht es weiter zur Familie Schütze. Frau Schütze pflegt ihren Mann selbst, Svenja ist nur kurz da, um einen Verband am Bein zu wechseln. Das Ehepaar hat einen Graupapagei namens Theo, welcher in einem großen Käfig lebt. Eigentlich ist Theo das Familienoberhaupt, alles dreht sich um ihn. Svenja erschrickt sich immer, wenn der Papagei laut kreischt und ruft. Theo ist intelligent und kann sogar einen Hund nachmachen und „bellen". Im letzten Jahr musste Svenja sich um Theo kümmern, da Frau Schütze für eine Woche ins Krankenhaus musste und sich ihr kranker Mann nicht um den Vogel kümmern konnte. Nur Theo blieb daheim und Svenja versprach, ihn zu versorgen. Einen Graupapagei kann man nicht so einfach woanders unterbringen, er ist an seine Umgebung gewöhnt – eine Katzenpension kam natürlich auch nicht in Frage.

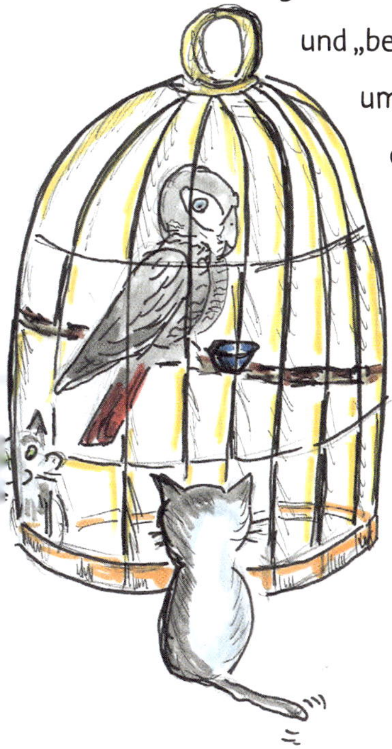

Es kommt oft vor, dass Tiere im Haushalt leben, Svenja muss sich darauf einstellen. Sie denkt sofort an Frau Merk mit ihrer Landschildkröte auf der Terrasse oder Herrn Bürger mit seinen Ziegen im Garten. Haustiere sind oft wichtig für die Menschen, besonders wenn sie allein leben. Die Tiere können ihnen helfen, die Einsamkeit zu lindern.

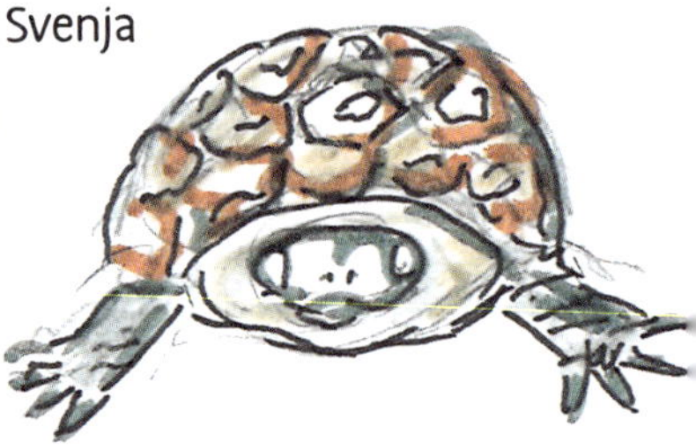

Jetzt geht es zu den Feldmanns.

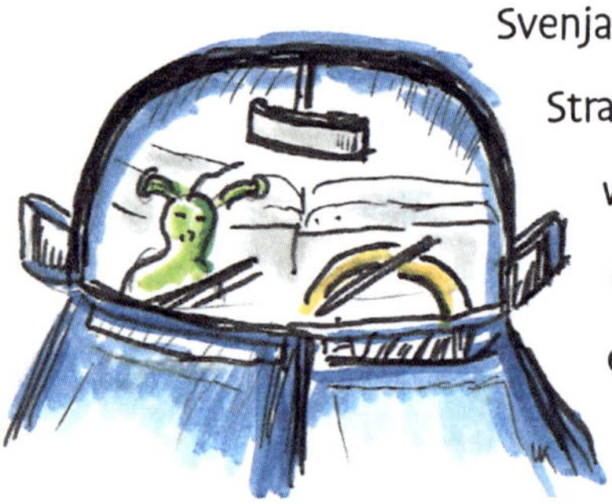

Svenja flitzt mit ihrem kleinen Wagen durch die Straßen, es erinnert mich an die Fahrt mit Ali. Als wir ankommen, fühle ich mich etwas schwindelig! Ich bleibe diesmal im Auto sitzen! Svenja erzählt mir später, was sie alles für die Feldmanns gemacht hat.

Herr Feldmann pflegt seit vielen Jahren seine Frau. Sie kann nur morgens kurz aufstehen, um sich im Badezimmer zu waschen. Heute ist „Duschtag" und das ist für Frau Feldmann zwar anstrengend, aber auch sehr wohltuend. Endlich werden die Haare wieder gewaschen! Svenja cremt Frau Feldmanns Haut ein und zieht sie an. Sie spricht mit ihr ab, was für Kleidung sie heute tragen möchte. Danach ist Frau Feldmann müde. Noch vor dem Frühstück kommt eine Nachbarin und macht ihr eine Frisur. Wie früher dreht sie die Haare auf den Lockenwickler und benutzt eine Trockenhaube.

Herr Feldmann versucht immer wieder, Svenja noch ein paar Minuten zum Bleiben zu überreden. Mit einer Tasse Kaffee oder einem kleinen Geschenk.

Sie muss zwar weiter, andere Patientinnen und Patienten sind am Warten, aber sie spürt auch, dass solche Gespräche für ihn sehr wichtig sind.

Vor einigen Monaten, in der Weihnachtszeit, gab es einen Zwischenfall. Svenja saß mit beiden Feldmanns in der Küche. Plötzlich brutzelte es im Wohnzimmer und Rauch und Flammen bildeten sich. Der Adventskranz hatte Feuer gefangen und die Tischdecke war auch schon am Brennen. Svenja und Herr Feldmann löschten den Brand schnell mit frischem Kaffee aus der Kanne und nassen Handtüchern – alles noch eben rechtzeitig. Aber das war eine riesige Aufregung.

Nach diesem Einsatz macht Svenja eine kleine Pause und kehrt für einen Kaffee bei Sandro ein, dieser besitzt eine kleine italienische Eisdiele. Sie reden ein wenig zusammen. Für Svenja ist der Abstecher bei Sandro eine wohlverdiente Atempause, um sich auf die nächsten Besuche vorzubereiten.

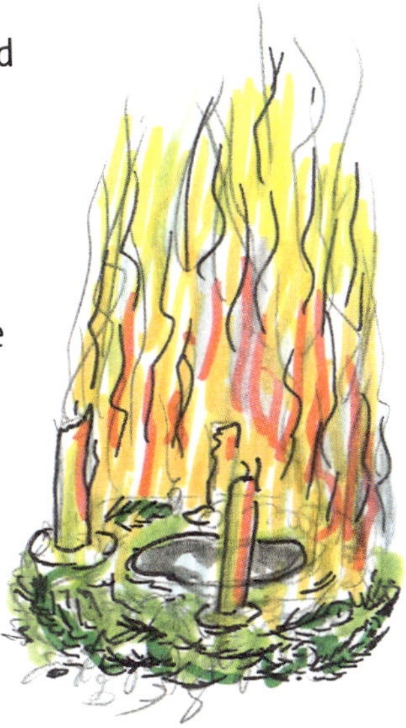

Kaffee mag ich nicht, stelle ich fest, knabbere aber gerne an dem Keks, der mir Svenja gegeben hat.

Nach weiteren Kurzbesuchen landen wir bei Jürgen, einem jungen Mann im Rollstuhl. Seit einem Unfall ist er gelähmt. Er lebt allein in seiner Wohnung, welche inzwischen so umgestaltet ist, dass er sich größtenteils selbst versorgen kann. Morgens wird er aus dem Bett geholt von einem Helfer und bleibt dann im Rollstuhl – alle Mahlzeiten werden ihm nach Hause geliefert. Svenjas Aufgabe besteht darin, Jürgen über den Mittag wieder für zwei Stunden auf das Sofa zu legen. Außerdem macht sie ein paar Bewegungsübungen mit ihm. Jürgen arbeitet trotz dieser Einschränkung von zuhause aus als Internet-Fachmann am Computer. Täglich besucht ihn nachmittags eine Krankengymnastin. Gegen Abend wird Jürgen wieder ins Bett gebracht. Dreimal pro Woche macht dies ein Freund, an den vier anderen Tagen sein Bruder. Wenn beide mal nicht können, bestellt Jürgen ein Taxiunternehmen, er kennt mittlerweile alle Fahrer. Für ein paar Euro erhält er von ihnen Hilfe.

Svenjas letzter Termin heute ist bei dem Ehepaar Galtorf. Frau Galtorf ist seit einem Schlaganfall pflegebedürftig und kann sich nur mit Hilfe bewegen. Sie wird meistens von ihrem Mann versorgt, der Pflegedienst kommt nur einmal wöchentlich zum Duschen. Jetzt hat Herr Galtorf aber

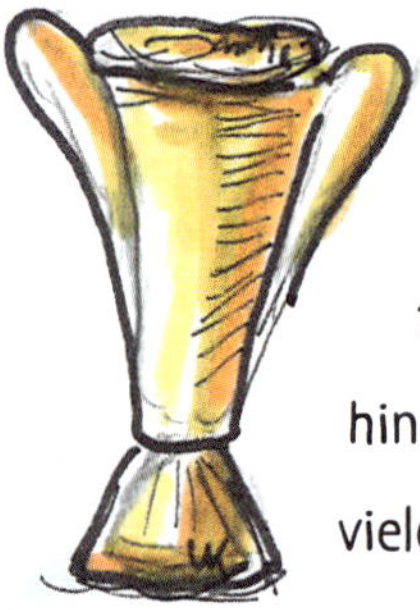

angerufen, weil seine Frau seit zwei Tagen einen juckenden Hautausschlag hat. Svenja schaut sich die rötlichen Flecken an und macht ein Foto. Es sieht aus wie eine Allergie. Sie telefoniert mit der Hausärztin und schickt ihr das Bild. Daraufhin verschreibt die Ärztin eine Salbe. Die Galtorfs haben während vielen Jahren an Turnieren getanzt und viele Preise gewonnen. Die ganze Wohnung ist dekoriert mit Fotos, Urkunden und Pokalen. Die beiden erzählen gerne von den aufregenden Zeiten.

Gegen 13 Uhr ist Svenja wieder im Büro und hat eine kurze Besprechung mit ihren Kolleginnen. Svenja hat nun einige Tagen am Stück frei, darauf freut sie sich sehr.

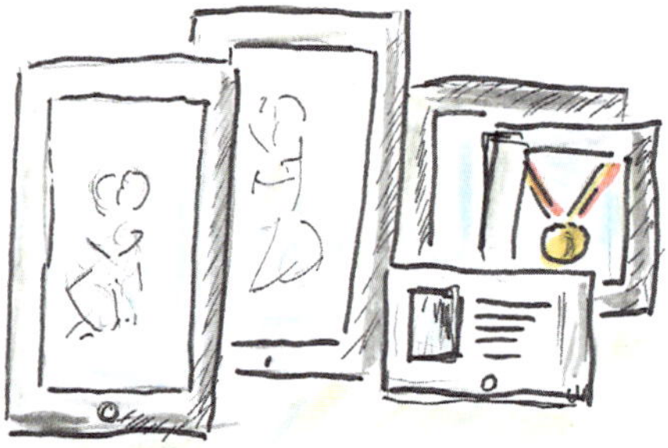

Lukas muss noch einen Tag arbeiten – er möchte mich morgen mitnehmen – danach hat auch er frei und Svenja und er wollen in dieser Zeit gemeinsam wegfahren.

Ich habe jetzt verstanden, dass es die Pflege auch innerhalb der eigenen vier Wände gibt, wobei soziale Probleme, wie die Einsamkeit, nicht immer einfach gelöst werden können. Da muss noch viel unternommen werden – vielleicht wird es künftig spezielle Pflegeleute gegen die Einsamkeit geben. Das wäre doch eine Idee!

8. Lukas, der grosse Supermann der Altenpflege

Als Svenja und ich nach diesem Arbeitstag in die Wohnung von ihr und Lukas zurückgekehrt sind, wird mir erst richtig bewusst, wie sehr ich diese jungen Menschen mag, die sich jeden Tag für andere einsetzen. Wie schade ist es, dass ich sie bald verlassen muss, denn meine Mission ist fast erfüllt. Ich habe sehr viel über die Pflege bei den Menschen gelernt. Auch wie diese Menschen miteinander umgehen, davon könnten wir uns auf der Sternen-Allianz eine ganze Scheibe abschneiden.

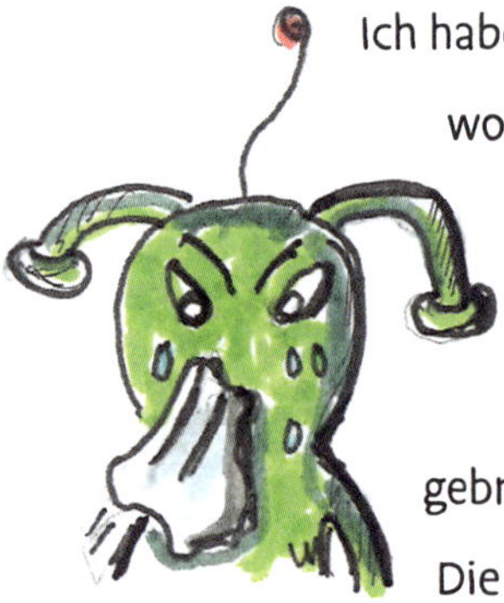

Ich habe noch viele Fragen, die mir Svenja und Lukas beantworten. Morgen ist mein letzter Tag bei ihnen, ich bin schon richtig traurig, sie verlassen zu müssen. ☹,☹,☹! Unter uns gesagt: Ich hab so fest geweint, dass ich ein richtiges Taschentuch gebraucht habe. So eine Reaktion kennen wir Yorgis nicht. Die Menschen sind schon etwas Besonderes mit ihren Gefühlen für andere.

Vor dem Schlafengehen besichtige ich noch einmal mein Raumschiff. Lukas hat wirklich ganze Arbeit geleistet, ich glaube, dass ich schon bald wieder fliegen kann. Vor Aufregung kann ich kaum schlafen.

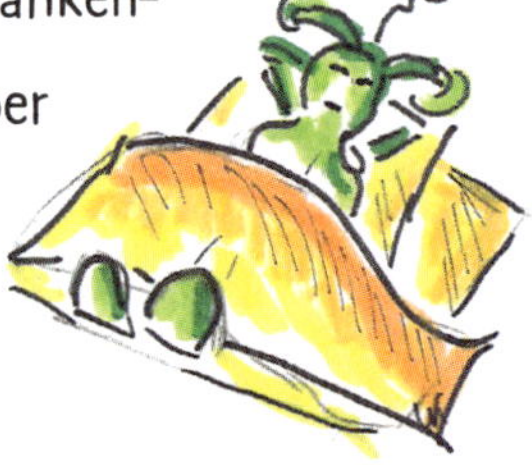

Am nächsten Morgen erklärt mir Lukas, dass er im Krankenhaus eine Pflegeausbildung gemacht hat. Ihm war aber klar, dass er in der Altenpflege arbeiten möchte. Er nimmt mich bereits um 6 Uhr mit, denn er hat

Frühschicht. Lukas mag alte Menschen gerne, da er bei seinen Großeltern aufgewachsen ist. Seine Mutter war alleinerziehend und musste arbeiten. Nun arbeitet Lukas in einem Altenheim und findet seine Arbeit toll.

Im Heim leben insgesamt 100 Menschen, verteilt auf vier Bereiche. Die meisten wohnen in Einzelzimmern, manche möchten aber auch zu zweit sein. In seiner Wohngruppe in der vierten Etage ist er für zehn Personen zuständig. Lukas ist bei den alten Menschen sehr beliebt, weil er immer gute Laune verbreitet. Manchmal summt er ein Lied und nach kurzer Zeit übernehmen alle diese Melodie, ohne es zu merken. Bevor wir durch das Haus gehen, steckt mich Lukas in seine Kitteltasche – ich kenne das ja schon.

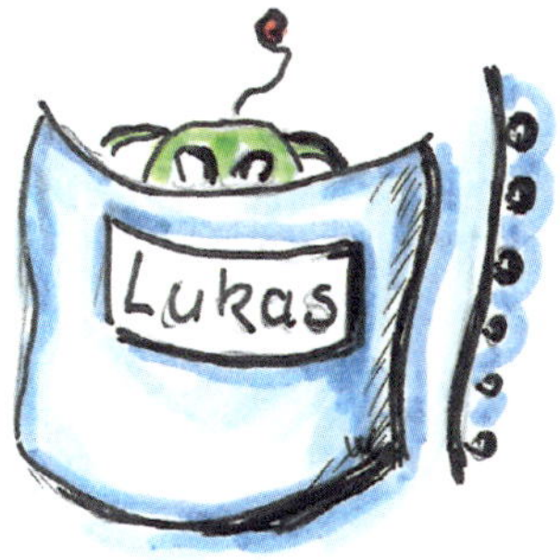

Für Lukas sind alte Menschen wie Geschichten, jede und jeder ist anders, voller Erfahrungen aus dem Leben und von allen kann man etwas lernen!

Friseurinnen, Bäcker, Lehrer, Zahnärztinnen, Verkäufer, Mechanikerinnen, Busfahrer, Gärtner, Bäuerinnen, Büromenschen, sogar eine Opernsängerin und ein ehemaliger Kapitän sind dabei – eigentlich alles Berufe, die wir kennen. Alle diese Menschen wohnen im Heim zusammen. Für eine lange Pflegezeit – wie es im Heim der Fall ist – ist es wichtig, dass man viel über die jeweiligen Menschen weiß: Über ihre Familie, ihren Beruf, ihre Hobbys oder über ihren Alltag, bevor sie ins Heim gekommen sind. Es ist auch wichtig zu wissen, wo sie gelebt haben. Dann fallen Gespräche leichter und man kann den Menschen eine Freude machen, indem man an ihre Geschichten und Erinnerungen anknüpft. Da kann man im übertragenen Sinne wahre Schätze entdecken.

Viele der Bewohnenden erzählen gern und viel, einige von ihnen habe ich bei meinem Besuch kennengelernt. Sie sollen hier vorgestellt werden.

Morgens hat Lukas die Aufgabe, den Menschen aus ihren Betten zu helfen und sie beim Waschen zu unterstützen. Danach kommt das Anziehen: Lukas sieht im Kleiderschrank nach und sucht das Passende heraus. Viele Bewohnende tragen immer ihre Lieblingskleidung mit ihren Lieblingsfarben – die Kleiderwahl ist auch von ihrer Stimmung abhängig. Einmal hat Lukas im Schrank einer alten Dame ein ganz feines, blaues Seidenkleid gefunden. Sie war von Beruf Schneiderin und hat immer viel Wert auf gute Kleidung gelegt. Lukas konnte sie überreden, das Kleid nochmal anzuziehen – es passte ihr immer noch gut, kombiniert mit Hut, Handschuhen und einer Kette. Im Speisesaal bekam sie viel Bewunderung und Sven schoss ein Foto von den beiden. Diese Dame, sie heißt Frau Reimann, bedankte sich bei Lukas mit einer kleinen Tüte Bonbons. Ihre Kinder bringen ihr manchmal, wenn sie zu Besuch kommen, Süßigkeiten von früher mit. Meistens sind es Bonbons, die es heute kaum noch gibt. Veilchenpastillen, Himbeerbonbons und Silberlinge mochte sie als Kind besonders gerne. Eine kleine Papiertüte hat damals zehn Pfennige gekostet, umgerechnet wären das heute ungefähr fünf Cent.

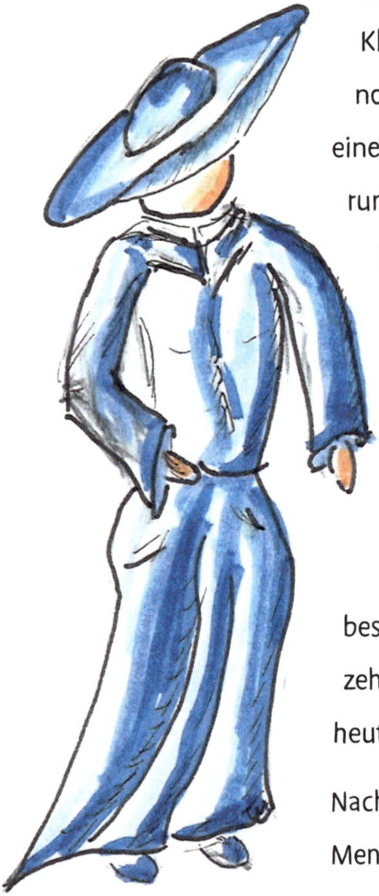

Nach der Morgenversorgung frühstücken die Menschen. Lukas hat davor verschiedene Aufgaben zu erledigen, wie Medikamente hinstellen oder Blutdruck messen. Nach Verordnung des Hausarztes verabreicht er auch Spritzen. Die älteren Leute leiden unter verschiedenen Krankheiten. Aus diesem Grund ist es wichtig, für Lukas einzuschätzen, wie es den Bewohnenden geht. Er achtet genau auf die Einhaltung der Medikamenteneinnahme.

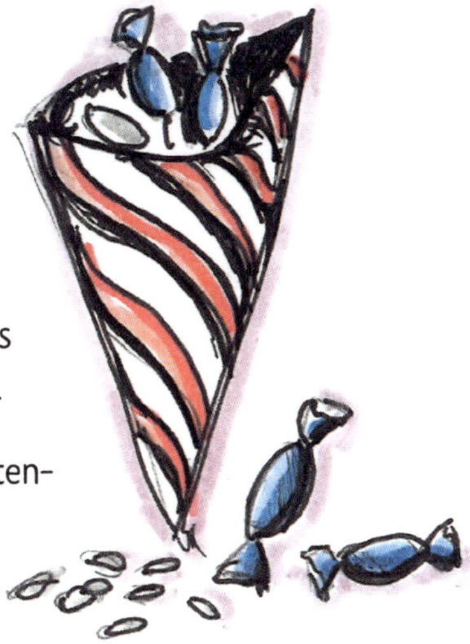

Meistens lächeln sie ihm morgens schon entgegen, wenn er den Kopf durch die Tür steckt. Viele haben auf Lukas gewartet und seine erste Tat besteht darin, ihnen beim Gang zur Toilette zu helfen. Lukas achtet darauf, dass die Beweglichkeit der Pflegebedürftigen erhalten bleibt und sie selbstständig bleiben. Dies braucht manchmal Zeit, aber er unterhält sich dabei gerne mit den Menschen.

Zunächst geht er zu Herrn Zimmermann, er war früher Bergmann. Seine Frau starb vor zehn Jahren und seither lebt er im Heim. Früher benötigten die Menschen richtige Kohle, um beispielsweise zu heizen. Die Kohle wurde „unter Tage" abgebaut und das Ruhrgebiet wurde dadurch sehr bekannt. Herr Zimmermann berichtet immer noch von der Zeit im Bergwerk, von der anstrengenden Arbeit, „unter Tage" Kohle mit einem Presslufthammer zu fördern. Mit einem Fahrstuhl ging es tief unter die Erde. Herr Zimmermann war in seiner Schicht für acht Kumpel verantwortlich, so nannte man die guten Kollegen. Die Arbeit war sehr gefährlich, deswegen musste man zusammenhalten. Durch Herrn Zimmermanns Geschichten hat Lukas eine Menge über diese Zeit gelernt.

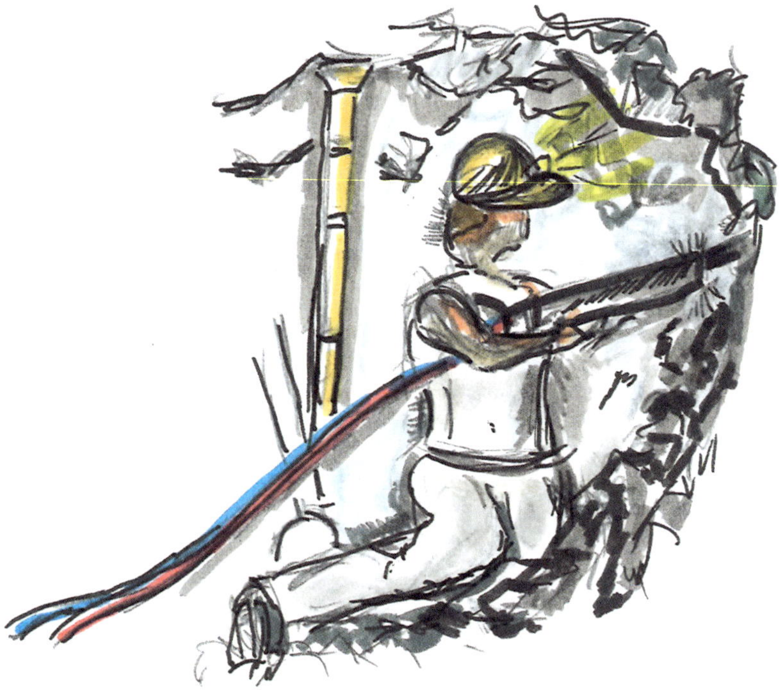

Ein Jahr zuvor gab es eine große Veranstaltung im Altenheim: ein Bergmannschor spielte auf und sang für alle ein bekanntes Lied aus der Bergmannswelt. Herr Zimmermann organisierte den Besuch, da er immer noch viele Freunde aus dieser Zeit kennt, die ihn besuchen. Die Pflege von Herrn

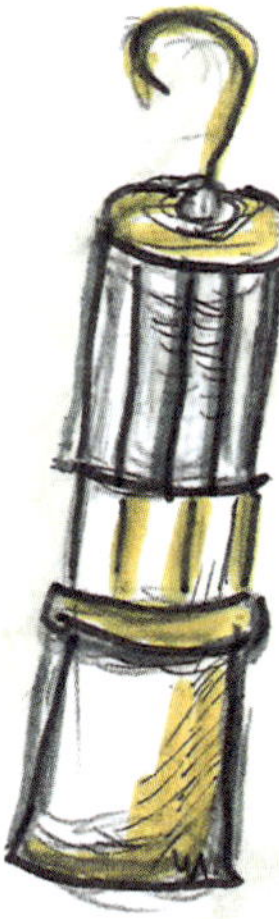

Zimmermann fällt einfacher, wenn Lukas mit ihm über seine Arbeit als Bergmann spricht. Er wird immer mit dem alten Bergmannsgruß „Glück Auf" begrüßt. Nach einer Dreiviertelstunde sitzt Herr Zimmermann frisiert und rasiert im Sessel und freut sich auf seine Zeitung. Im Zimmer von Herrn Zimmermann erinnern viele Dinge an seine Bergmannszeit, zum Beispiel eine echte Grubenlampe. Daneben stehen Fotos von seinen Kindern, Enkelinnen und Enkeln – er bekommt fast täglich Besuch aus der Familie. Den Tag verbringt er im Rollstuhl und fährt im Heim herum. Er kann nicht mehr allein gehen.

Als Lukas auf den Flur tritt, sieht er Alice mit ihrem Hund, sie macht Besuche. Alice ist Helferin im Altenheim, ihr Corgi „Percy" begleitet sie. Corgis sind recht kleine Hunde. Sie sind bekannt geworden durch die englische Königin Elisabeth. Percy hat einen Therapie-Lehrgang durchlaufen und darf mit ins Heim. Percy kommt schwanzwedelnd auf Lukas zu, es muss immer aufgepasst werden, dass er nicht zu viele Leckerlis von den Bewohnenden bekommt. Wie viele Hunde fressen Corgis für ihr Leben gerne. Überall gibt es ein großes Hallo, wenn der Corgi auf Besuch kommt.

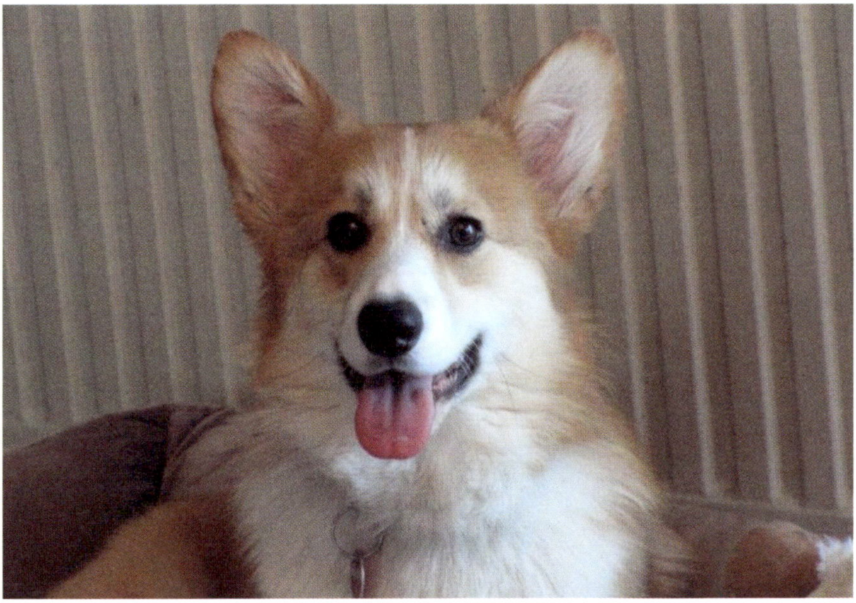

Ein Altenheim steht vielen Besuchenden offen, daher gibt es manchmal auch unangenehme Vorfälle. So kamen vor einiger Zeit wertvolle Dinge abhanden. Bei einem Bewohner fehlten 200 Euro im Nachtschrank und Frau Meiers teure Perlenkette wurde vermisst. Zunächst dachten alle, die vergesslichen, alten Menschen hätten ihre Wertsachen verkramt. Doch dann verschwand eine sehr feine Schweizer Armbanduhr bei Herrn Süsskind. Plötzlich waren alle alarmiert und dachten, dass es sich um einen Diebstahl handle. Lukas schlug vor, alle Besuchenden deutlicher zu beobachten – das ist nicht ganz einfach. An einem Nachmittag fiel ihm plötzlich ein unbekannter Mann in blauer Arbeitskleidung auf. Er war als Handwerker verkleidet. Lukas hatte ihn noch nie zuvor gesehen. Der Mann huschte an ihm vorbei in das Zimmer von Frau Niemeyer. Lukas wusste in dem Moment, dass Frau Niemeyer nicht in ihrem Zimmer war, sondern am Chorgesang teilnahm. Geistesgegenwärtig schloss Sven die Zimmertür von außen ab und informierte die Heimleitung. Die beschloss, die Polizei zu benachrichtigen. Nach 15 Minuten waren zwei Beamte vor Ort, der Dieb war Lukas auf den Leim gegangen und konnte gefasst werden. Das Geld war fort, aber Uhr und Kette konnten sichergestellt werden.

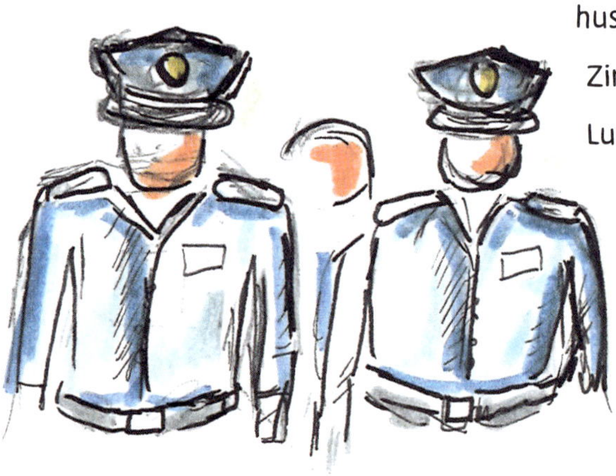

Frau Watzke schläft immer gerne etwas länger, deswegen klopft Lukas an. Vorsichtig nähert er sich ihrem Bett. Vor einer Woche hatte Lukas sie morgens auf dem Boden liegend gefunden, übersät mit blauen Flecken und jammernd vor lauter Schmerzen. Beim Versuch, allein aufzustehen, war sie gestürzt – Lukas schellte sofort und rief durch die offene Tür nach einer Kollegin. Zu zweit hoben sie Frau Watzke ins Bett, maßen Puls und

Blutdruck, kontrollierten die Bewegungen und reichten ihr ein Glas Wasser. Die Hausärztin wurde gerufen und kam nach einer Stunde. Lukas schaute alle paar Minuten nach Frau Watzke. Gott sei Dank waren keine Knochen gebrochen, sie musste sich aber noch etwas schonen.

Zunächst spricht Lukas nur mit ihr und zeigt ihr den Inhalt seiner Kitteltasche. Das hat Sven sich vor einiger Zeit einfallen lassen. Er packt kleine Gegenstände wie einen Würfel, Knöpfe oder eine Postkarte ein, um mit den alten Menschen ins Gespräch zu kommen. Heute hat er eine Muschel, eine Schraube und eine Trillerpfeife eingesteckt – und mich, das grüne Männchen.

Frau Watzke reagiert sofort auf die kleine Pfeife, sie war früher Straßenbahnschaffnerin, da brauchte sie zwar keine Pfeife, aber sie erzählt oft von dieser Arbeit. Früher wurden die Fahrkarten im Wagen verkauft, dazu gab es eine komplizierte Maschine, um Münzen zu sammeln. Ein Fahrschein kostete damals nur 50 Pfennige – das sind heute ungefähr 25 Cent.

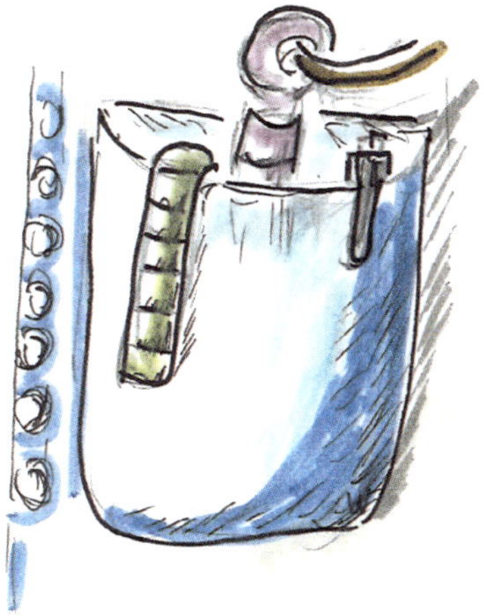

Frau Watzke hat noch alte Fotos, auf welchen sie in Uniform zu sehen ist. Inzwischen ist sie 96 Jahre alt und sehr vergesslich. Lukas setzt sie auf die Bettkante und führt eine Katzenwäsche durch, um sie zu schonen. Den Rücken reibt er mit Körpercreme ein.

Lukas arbeitet gern mit der Altenpflegerin Julia zusammen, sie hat erst vor einem Jahr ihre Ausbildung beendet. Zusammen fällt ihnen oft

Ungewöhnliches ein. Es geht darum, den Alltag der alten Menschen etwas abwechslungsreicher zu machen. Einmal hielt Julia einen Abendvortrag über ihre Ferien in Italien. Vor einigen Monaten hatten die beiden die Idee, ein Campingzelt im Garten aufzustellen, damit sich die Bewohnenden an frühere Zelturlaube erinnern konnten. Es kam sehr gut an, nach drei Tagen standen dort sechs Zelte! Die Angehörigen hatten Zelte mitgebracht und aufgestellt. Letztlich waren alle den ganzen Tag draußen und glücklicherweise war das Wetter gut. Während sie in Stühlen vor den Zelten saßen, sprachen sie über frühere Zeiten. Es wurde viel erzählt und alle konnten mit ihren Erfahrungen etwas beitragen. Frau Reinhard berichtete über einen verregneten Zelturlaub in Holland. Sehr humorvoll stellte sie dar, wie mitten in der Nacht ihr Zelt in einem Sturm weggeflogen ist – alle lachten sich schlapp.

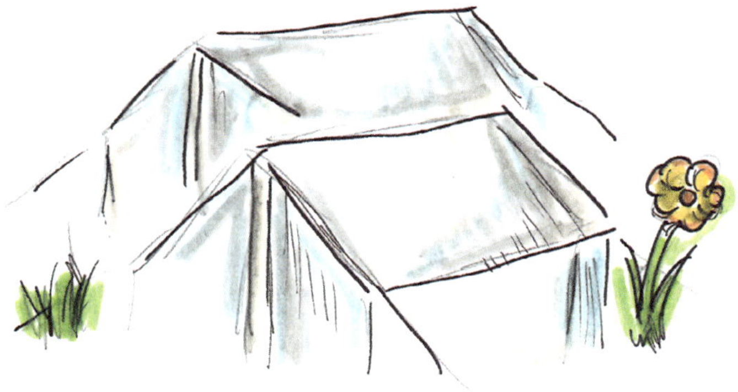

Schwierig wurde es, als die alten Menschen auch in den Zelten übernachten wollten – dies klappte nicht aufgrund fehlender Liegemöglichkeiten, Bettwäsche und weiteren Problemen. Aber am nächsten Morgen waren alle wieder ganz früh und gut gelaunt draußen, vor allem bewegten sich die alten Leute viel besser als üblich.

Ein neues Event im Altenheim ist der Besuch der Kindergartenkinder von gegenüber. Lukas ist für die wöchentliche Organisation zuständig. Die Stunde soll gefüllt werden mit spannenden Geschichten, Basteln und Singen. Es ist toll, wie alle sich über diese Begegnung freuen.

Für Herrn Friedrich hat sich Lukas heute etwas Besonderes einfallen lassen. Er hat Geburtstag und wird 90 Jahre alt. Es kommt aber niemand zu Besuch und er ist allein und einsam – Herr Friedrich hat keine Verwandten und Freundinnen und Freunde mehr. Zumindest eine Grußkarte vom Bürgermeister hat er bekommen. Er frühstückt heute im Pyjama, wird vormittags geduscht und von Lukas schick gemacht. Lukas hat dafür zuvor Herr Friedrichs Kleiderschrank besichtigt. In der Heimzeitung gibt es einen Bericht über Herrn Friedrich zu Ehren von seinem Geburtstag. Auch in der örtlichen Tageszeitung wird es eine Meldung geben.

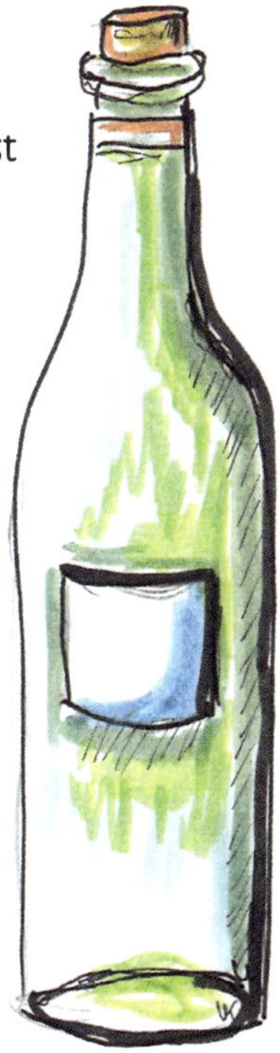

Mittags kommt für Herrn Friedrich eine Gruppe von Svens Fußballverein, um ein Ständchen zu singen. Herr Friedrich ist ein großer Fußballfan – am liebsten mag er Borussia Dortmund – und spricht oft darüber. Mit Lukas geht er stets die Bundesligaspiele durch und ärgert sich immer, wenn die Borussia verloren hat.

Nachdem Lukas' Arbeitszeit endet, um 14.30 Uhr, findet eine Gruppenveranstaltung statt mit Sitztanz und Musik – jetzt soll mit Sekt auf Herrn Friedrich angestoßen werden. Vor einem Monat gab es beim Sitztanz viel Applaus, Frau Watzke stand plötzlich zu einem ihrer Lieblingslieder auf und legte einen tollen langsamen Walzer mit Lukas hin.

Kurz vor Dienstschluss hat sich noch eine Familie angemeldet, sie möchten das Heim besichtigen. Ein Platz ist frei geworden im Altenheim. Sie kommen mit Herrn Bürger, der im Rollstuhl sitzt. Er ist seit Monaten schwer herzkrank und hat bisher in einem Haus mit großem Garten gelebt. Ein ambulanter Pflegedienst hat ihn versorgt, unsere Svenja war oft bei ihm. Lukas zeigt das Haus und führt ein Gespräch mit Herrn Bürger und seinem Sohn. Das Altenheim gefällt ihnen, aber es gibt ein Problem: Herr Bürger hat drei Ziegen in seinem Garten, welche das Gras fressen und quasi einen Rasenmäher ersetzen. Die Familie fragt, ob er die drei Ziegen ins Altenheim mitbringen könnte.

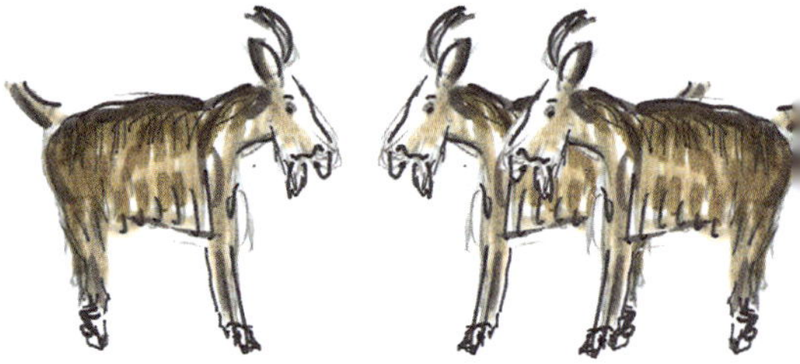

Das hat Lukas noch nie erlebt und es wird kaum möglich sein. Manchmal können kleine Haustiere mitgebracht werden. Aber die Frage ist immer, wer sich darum kümmern kann, wenn die Frauchen und Herrchen dazu nicht mehr in der Lage sind. Herr Bürger hängt an seinen Ziegen Emma, Elsa und Elisabeth. Lukas kommt die Idee, die Ziegen in ein nahegelegenes Tierheim zu bringen. Dort könnte Herr Bürger die Tiere besuchen. Es ist ein sogenanntes Gnadenheim, in welchem ältere Tiere noch ein gutes Leben verbringen dürfen. Ein bisschen ähnlich wie ein Altenheim – nur halt für Tiere. Nach seiner Schicht fährt Lukas dorthin und erkundigt sich. Familie Bürger hat einen positiven Eindruck bekommen und wird das Altenheim wieder besuchen kommen.

Lukas freut sich auf den Feierabend und die freie Zeit, in der er mit Svenja wegfahren will.

9. Abschied von den Alltagsheldinnen und -helden der Pflege

Auch ich werde mich jetzt auf die Reise machen. Ich bin echt traurig, meine menschlichen Freundinnen und Freunde verlassen zu müssen. Dass ich sie jemals wiedersehen werde, ist nicht sehr wahrscheinlich. Darüber könnte ich heulen. Solche Emotionen kennen wir Yorgis doch eigentlich nicht.

Die ganze Gruppe hat sich versammelt, um sich von mir zu verabschieden. Wie werde ich sie vermissen!

Meine Mission ist aber sehr erfolgreich gewesen, ich habe viel über den Pflegeberuf erfahren. Wenn ich auf dem Planeten Erde leben würde, würde ich bestimmt eine Ausbildung im Bereich der Pflege machen, der Beruf ist sehr abwechslungsreich, interessant, verantwortungsvoll und man kann viel für andere Menschen tun, das ist einfach nur cool!

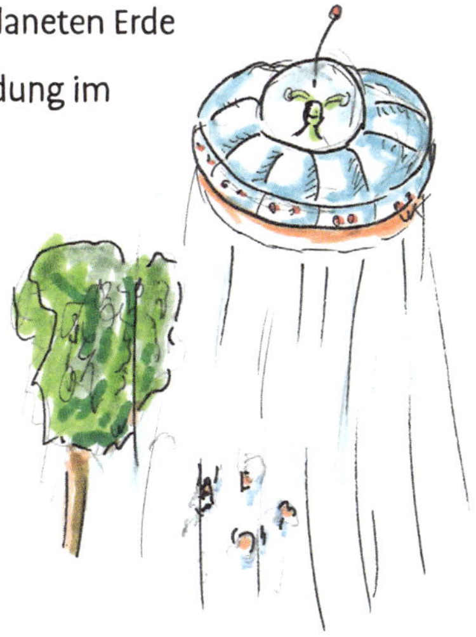

Leute, ihr könnt stolz sein auf eure Arbeit!

Lukas stellt meine fliegende Untertasse 0816 auf eine kleine Wiese. Ich verabschiede mich, vor Tränen kann ich kaum noch etwas sehen. Dann klettere ich in mein Raumschiff.

Alle Aggregate sind an, ich drücke auf den Startknopf. Nichts passiert – und dann doch, mit einem „Wusch“ erhebt sich die 0816 langsam.

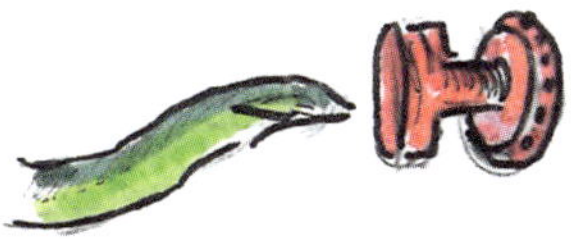

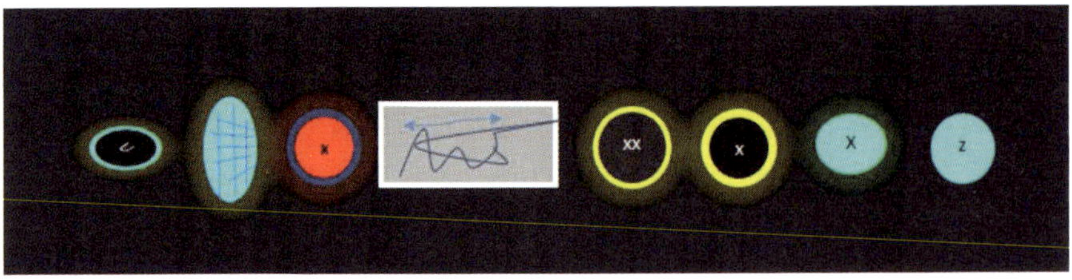

Meine Freunde haben mir noch ein Gruppenfoto und etwas Pizza in die Kapsel gepackt – wie schön.

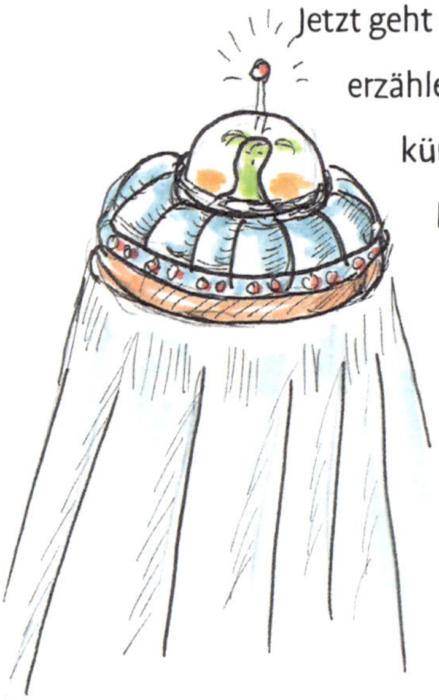

Jetzt geht es los. Ich hoffe, meinen Yorgis in der Allianz erzählen zu können, wie sich die Menschen um andere kümmern, die ihre Hilfe in Krankenhäusern, Pflegeheimen und an allen möglichen Orten brauchen.

Plötzlich höre ich einen Funkspruch von der Basis – lebt wohl, meine Freundinnen und Freunde von der Erde!

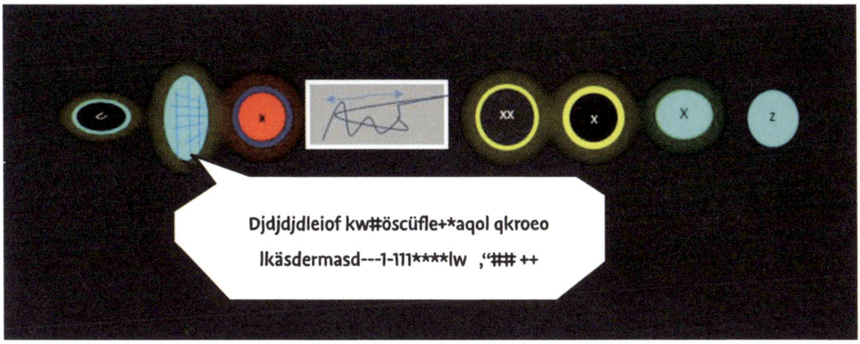

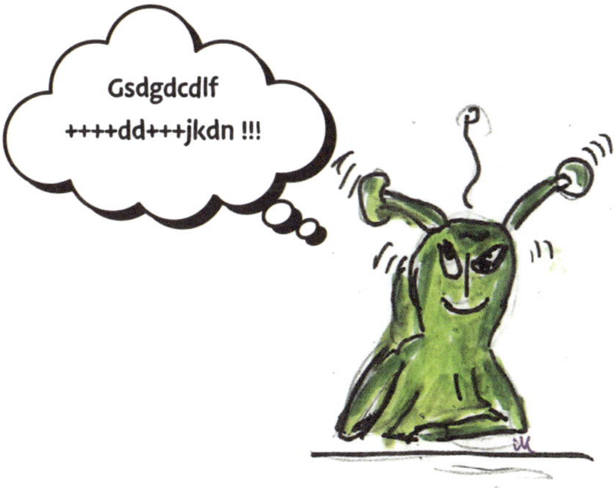

Anmerkung der Redaktion : eine Übersetzung dieser intergalaktischen Aufzeichnungen gibt es leider nicht !

Epilog

Tagebucheintrag von Lukas, fünf Wochen später.

Ich weiß nicht, wie es unser kleiner Freund geschafft hat, aber ich habe eine Nachricht von Logi erhalten:

Bin gut angekommen! Alle finden es super, was ihr leistet, ihr könnt richtig stolz darauf sein. Übrigens, es gibt wohl ein altes Märchen – oder wie ihr das nennt –, von einem „hässlichen Entlein“, das sich zu einem stolzen Schwan entwickelt. Sein Stolz kommt nicht aus der Eitelkeit, sondern aus dem, was er ist und leistet. Ich finde, ihr solltet den Schwan als euer Symbol wählen:

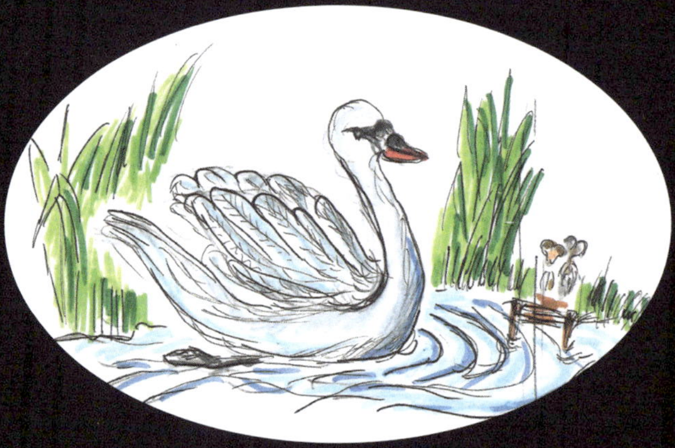

Toll, dass es euch gibt!

PS: Vielleicht komme ich doch nochmal vorbei, dann bringe ich mein Planeten-Eis mit. 😊

Euer Freund: Logi

Auflösungen:

Frage 1: Klar, ich bin in der Mitte.

Frage 2:

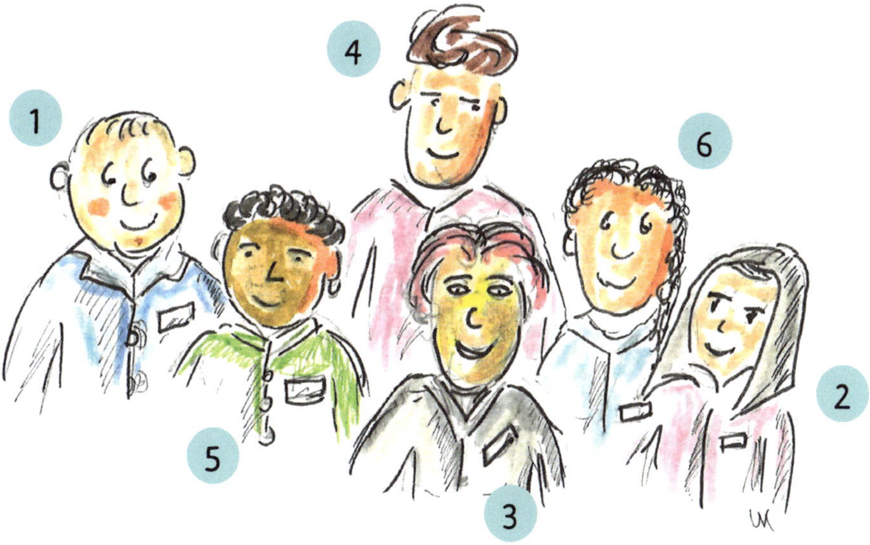

1 = Bert 2 = Aischa 3 = Lena 4 = Lukas 5 = Ali 6 = Svenja

Frage 3:

Vorschläge:

jemandem *beistehen*, jemanden *unterstützen* oder jemandem *zur Seite sein*, *jemandem zur Seite stehen.*

Frage 4: **112** – nicht vergessen!

Frage 5:

Man sollte den E-Scooter immer so abstellen, dass andere Menschen nicht dadurch zu Schaden kommen oder beeinträchtigt werden.

Frage 6:

Ein rotes Licht über der Tür eines Krankenzimmers bedeutet, dass hier jemand um Hilfe gerufen bzw. geschellt hat. Ein grünes Licht deutet daraufhin, dass sich Pflegepersonal im Zimmer befindet.

Es gehört sich, dass man als Besucherin oder Besucher das Zimmer verlässt, wenn eine Ärztin, ein Arzt oder jemand vom Pflegepersonal hereinkommt, um mit einem der kranken Menschen etwas zu besprechen. Das ist ein Ausdruck des Respekts und der Diskretion.

Frage 7:

Ein Notrufarmband ist ein für alleinstehende Menschen wichtiges Gerät. Über einen eingebauten Funksender kann im Notfall Hilfe herbeigerufen werden. Das Gerät funktioniert rund um die Uhr. Es wird ähnlich wie eine Armbanduhr getragen. Ein solcher Hausnotruf kann auch als Anhänger an einer Kette oder einem Halsband getragen werden.

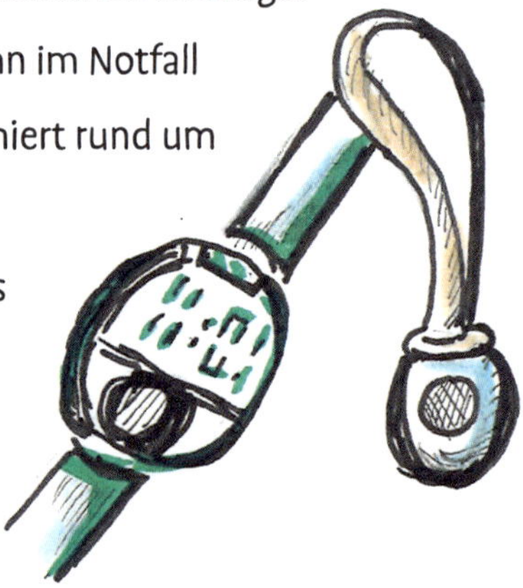

Zu guter Letzt

Für viele Berufe gibt es mehrere Kinderbücher – kaum aber zum Pflegeberuf. Dabei ist die Pflege einer der schönsten Berufe, menschennah und vielfältig. Dies wird nach außen selten deutlich – etwa im Gegensatz zu Baggerführern, Feuerwehrleuten oder Polizistinnen.

In der Corona-Krise haben wir z. B. sehr deutlich gesehen, wie wichtig die Pflege ist. Auch wer einmal in einem Krankenhaus gelegen hat, wird eine gute Pflege zu schätzen gewusst haben.

Schon 2020, im Corona-Lockdown, habe ich mit diesen Geschichten begonnen. Manche meiner Freundinnen und Freunde sagten, das Buch wäre wichtig, aber „du kannst nicht für Kinder schreiben". Ich habe mich sehr schwergetan, da ich ansonsten Fachtexte schreibe.

Vor allem habe ich einen Zeichner gesucht. Im Herbst 2024 lernte ich Uwe Kappel kennen, er hat mir sehr geholfen, u. a. auch mit dem Konzept einer Rahmenhandlung, die dieses Buch für Kinder spannender macht. Herr Kappel hat immer wieder gezeichnet und geschrieben, u. a. auch „Phili, die Kirchenmaus", die unter www.Philippus-do.de abrufbar ist – unsere Zusammenarbeit war sehr gut und konstruktiv.

Anfragen an Verbände, Kassen, Politik, Verlage oder Stiftungen waren leider erfolglos – entweder kein Budget oder kein Interesse –, nun nach fünf Jahren geht es vorwärts.

Manche Sachen brauchen Zeit, um zu reifen.

Herausgekommen ist nun ein Kinderbuch für fünf- bis achtjährige Kinder. Die primären Zielgruppen sind für mich die in der Pflege Arbeitenden. Ich denke an ihre Kinder, Enkel und andere junge Menschen – so können Sie die Pflegearbeit spannend und lustig darstellen und mit Beispielen aus eigenen Erfahrungen ergänzen.

Gerne stehe ich auch für Lesungen oder Podcasts zur Verfügung – etwa in Grundschulen oder Kindertagesstätten. Zuletzt hat eine Erzieherin das Buch angesehen: „Alles prima," meinte Viviane Kopf. Danke dafür.

Es gibt viele Fehl-Wahrnehmungen zum Pflegeberuf, nach außen hin scheint er aus einfachen Tätigkeiten zu bestehen. Die hilfebedürftige Person wird nicht gesehen, sie ist aber der „Kern" der Pflegearbeit. Mir geht es darum, den Pflegeberuf umfassender als bisher darzustellen und auch Lust auf diesen Bereich zu machen. Ich freue mich, wenn Sie dabei mithelfen. Es ist wohl oft so, dass Eltern auch Berufsvorbilder für ihre Kinder sind.

Mit dem Buch von German Quernheim und mir „Berufsstolz in der Pflege" bin ich viel unterwegs, ja, wir haben allen Grund, selbstbewusst zu sein.

Möglicherweise fallen Ihnen noch mehr kindgerechte Geschichten ein, vielleicht auch Gute-Nacht-Erzählungen. Senden Sie gerne Beispiele an mich über meine Homepage. Ich sammle die Texte und überlege dann, etwas zusammenzufassen oder Preise zu verleihen.

Herzlichst

Prof. Dr. Angelika Zegelin

Krankenschwester/Pflegewissenschaftlerin

www.angelika-zegelin.de

Literatur im Hogrefe Verlag

Kinderbücher

Abdalli, M., Rzany, M., Hildebrandt, A. & Neudert, L. (2021). *Mission Schuppe. Eine kleine Geschichte über das Leben mit Neurodermitis*. Hogrefe.

Aoun, N., Kwasny, S. & Sallander, L. T. (2025). *Nur weil ich nicht fliegen kann... Eine Geschichte über Mobbing und das Finden eigener Stärken*. Hogrefe.

Bartling, L., Buchner, L., Bendel, Y., Grote, H., Kresse, J. & Koy, J. (2019). *Alles anders bei Familie Biber. Eine Geschichte für Kinder, deren Eltern von Arbeitslosigkeit betroffen sind*. Hogrefe.

Buchwald, A., Dornseifer, S. & Stupp, C. M. (2025). *Mutprobe für Mulle. Ein Buch für Kinder, die in die Schule kommen*. Hogrefe.

Frisch, J. & Wolf. J. (2024). *Albträume austricksen. Ein Mitmachbuch gegen schlechte Träume*. Hogrefe.

Guo, G., Oppermann, G., Scheunemann, M. & Simon, V. (2023). *Wo ist denn dein Leuchten hin? Hilfe bei emotionaler Gewalt*. Hogrefe.

Hercher, V., Rauh, I., Schröer, J. & Weimar, C. (2025). *Joe und der große rote Stift. Eine Geschichte über den Alltag mit einer Lese-Rechtschreib-Störung*. Hogrefe.

Ihle, S. & Krohn, J. (2024). *Kraken kennen keine Berge. Ein Abenteuer rund um die frühe Geburt*. Hogrefe.

Keshavarz, S., Ayaz, K., Röder, T. H. & Wachter, A. (2021). *Ecke, Abseits und die Atemnot. Asthma kindgerecht erklärt*. Hogrefe.

Klein-Heßling, J. & Lohaus, A. (2020). *Bleib locker* (3. Aufl.). Hogrefe.

Köppchen, L., Nadler, L., Pankerl, C. & Reingruber, E. V. (2025). *Elio hat sich verzählt. Eine Mutmachgeschichte über den Alltag mit einer Rechenstörung*. Hogrefe.

Lohoff, J., Mohr, L. & Ziemer, M. (2025). *Charlies verrückter neuer Schultag. Den Schulübergang meistern*. Hogrefe.

Loos, M., Bartelworth, T. & Rothert, S. (2024). *Die Hand erhoben. Körperliche Gewalt bei Kindern*. Hogrefe.

Légé, U. & Grolimund, F. (2021). *Huch, die Angst ist da!* Hogrefe.

Maleki, A., Beham, F., Böning, M., Korfmacher-Koopmann, A.-K., Stracke, M. & Wangenheim, S. (2019). *Dunkle Farben im Wunderwald. Ein Buch für Kinder, deren Eltern psychisch erkrankt sind*. Hogrefe.

Maleki, A., den Hartog, H., Maiworm, M. & Wüstefeld, K. (2021). *Allein ist keine Farbe. Gemeinsam durch die Chemotherapie*. Hogrefe.

Meister, F., Hamacher, F. & Weingarten, S. (2018). *Paul und der rote Luftballon. Ein Buch für Kinder, die mutig werden und neue Freunde finden*. Hogrefe.

Michel, W., Buschkamp, H., Drerup, C. & Schramm, F. (2018). *Die kleine Eule Luna. Und wie sie lernte, mit ihrer Trennungsangst umzugehen*. Hogrefe.

Müller, I., Schmiedel, H., Willmann, N. & Zerth, S. (2022). *Mio, der Braunbär. Sexualisierte Gewalt kindgerecht erklärt*. Hogrefe.

Olkowska, A., Ewald, S., Kemmer, J. & Röder, L. M. (2024). *Wohin, kleine Eda? Vernachlässigung bei Kindern*. Hogrefe.

Petermann, U. (2024). *Die Kapitän-Nemo-Geschichten. Geschichten gegen Angst und Stress* (22. Aufl.). Hogrefe.

Rietzler, S. & Grolimund, F. (2020). *Lotte, träumst du schon wieder?* Hogrefe.

Rietzler, S. & Grolimund, F. (2022). *Jaron auf den Spuren des Glücks.* Hogrefe.
Rietzler, S. & Grolimund, F. (2023). *Du kannst immer zu mir kommen.* Hogrefe.
Rietzler, S. & Grolimund, F. (2023). *Erfolgreich lernen mit ADHS und ADS* (2. Aufl.). Hogrefe.
Rietzler, S. & Grolimund, F. (2023). *Freunde wie wir … das gibt's nur einmal auf der Welt!* Hogrefe.
Rietzler, S. & Grolimund, F. (2024). *Clever lernen* (2. Aufl.). Hogrefe.
Rietzler, S. & Grolimund, F. (2024). *Juhu, ich bekomme ein Geschwisterchen.* Hogrefe.
Rietzler, S. & Grolimund, F. (2024). *Schön, dass es dich gibt!* Hogrefe.
Rietzler, S. & Grolimund, F. (2024). *Willst du nicht wenigstens mal probieren?* Hogrefe.
Rietzler, S., Völker-Munro, N. & Grolimund, F. (2023). *Ungeheuer wütend.* Hogrefe.
Rzany, M., Heindel, L., Maelger, L. & Senßfelder, A. (2020). *Linns Licht. Ein Mutmach-Buch für Kinder mit einer Depression.* Hogrefe.
Schaaf, J., Andersen, W., Roth, M. & Salzmann, M.-L. (2018). *In Gedanken ein Fuchs. Ein Buch für sozial ängstliche Kinder, die selber kleine Füchse sind.* Hogrefe.
Schaaf, J., Eitenmüller, P., Schultz, M. & Stefcheva, A.E. (2020). *Karli, der kribbelige Kugelfisch. Eine Geschichte für ausgeprägte Trotzköpfe.* Hogrefe.
Schaaf, J., Frerich, M., Hauck, J., Klein-Reesink, L. & Zahn, L. (2019). *Hörst du die Elefanten brüllen? Ein Buch für Kinder, deren Eltern sich immer wieder mal streiten.* Hogrefe.
Selge, J. (2024). *Auf und ab. Psychische Krisen ausbremsen.* Hogrefe.
Speck, V. (2018). *Progressive Muskelentspannung für Kinder.* Hogrefe.
Spence, D., Habermann, N. & Kiefer, N. (2021). *Milli und die Zuckerdrachen. Wie Kinder lernen, mit Diabetes umzugehen.* Hogrefe.
Strack, F., Lin, X. & Schlegl, M. (2021). *Wackelkontakt. Epilepsie bei Kindern leicht erklärt.* Hogrefe.
Tusheva, E., Battisti, C., Mohme, L. & Roth, F. (2020). *Kein Samstag ohne rote Grütze. Eine Geschichte von unsichtbaren Verletzungen.* Hogrefe.
Weber, J.M. (2023). *Meine schönsten Ferien. Entspannungsgeschichten für Kinder.* Hogrefe.
Weißflog, J., Dahm, C., Mews, M. & Warczok, T. (2020). *Zum Kuckuck mit den Regeln. Wie Kimi lernte, mit der Wut umzugehen.* Hogrefe.
Weißflog, J., Köcher, L.M., Ladkani, S., Ngono, S. & Stöhr, A. (2019). *Zwei Zimmer für Cleo. Wenn Eltern sich trennen und wie es danach weitergeht.* Hogrefe.
Weißflog, J., Ortmüller, S. & Wende, D. (2018). *Opas Stern. Ein Trost- und Erklärbuch für Kinder und ihre Eltern.* Hogrefe.
Zais, F., Michalak, C., Rumpf, M. & Schulte, M. (2018). *Zappel-Zirkus Zacharias. Ein Buch für zappelige Zirkuskinder mit ADHS, ihre Zirkusfamilien, Freunde und Zirkusdompteure.* Hogrefe.
Zemp, M. & Hesse, F. (2023). *Mika und Asa gehen in die Kita. Wie Eltern die Bindung zu ihrem Kind stärken und den Kita-Eintritt erleichtern können.* Hogrefe.
Zeyen, H. (2016). *Phil, der Frosch. Ein Buch für Kinder mit ADHS, ihre Freundinnen und Freunde und alle, die sie gern haben.* Hogrefe.
Tavangar, S., Niebeling, F., Rauschkolb, M. & Schweizer, P. (2023). *Feuerfelsen und Spiegelsee. Der Mutmacher für Kinder mit Adipositas.* Hogrefe.

Cartoons und Graphic Novels

Fringer, A. & Gleiser, G. (2025). Pflege ist ... Hogrefe.
Fringer, A. & Gleiser, G. (2025). Pflege macht ... Hogrefe.
Frink, E. (2004). *Den Umständen entsprechend gut.* Huber.
Frink, E. (2004). *Die heiter-heile Welt der Pflege.* Huber.
Hinse, H. & Möhl, K.-H. (2019). *Wer bis zuletzt lacht, lacht am besten.* Hogrefe.
Knightsmith, P. & Hamilton, E. (2018). *Das Coping-Colouring-Buch.* Hogrefe.
Zauner, A. (2022). *Im Demenzlabyrinth.* Hogrefe.

Werke von Angelika Zegelin

Quernheim, E., Zegelin, A. (2025). *Berufsstolz in der Pflege. Das Mutmacherbuch (3. Aufl.).* Hogrefe.
Schieron, M., Büker, C. & Zegelin, A. (2021). *Patientenedukation und Familienedukation in der Pflege.* Hogrefe.
Zegelin, A. (Hrsg.). (2025). *«Festgenagelt sein». Der Prozess des Bettlägerigwerdens* (3. Aufl.). Hogrefe.
Zegelin, A. & Schnell, M.W. (2005). *Sprache und Pflege* (2. Aufl.). Huber.